H. Teirich-Leube

Grundriß der Bindegewebsmassage

Grundriß der

Bindegewebsmassage

Anleitung zur Technik und Therapie

von

Dr. med. Hede Teirich-Leube

12., unveränderte Auflage

Mit 62 zum Teil farbigen Abbildungen

SEMPER BONIS ARTIBUS

GUSTAV FISCHER VERLAG · STUTTGART · NEW YORK

1990

CIP-Titelaufnahme der Deutschen Bibliothek

Teirich-Leube, Hede:
Grundriß der Bindegewebsmassage :
Anleitung zur Technik und Therapie /
von Hede Teirich-Leube. –
12., unveränd. Aufl. –
Stuttgart ; New York : G. Fischer, 1990
ISBN 3-437-00635-5

Wollgrasweg 49 · D-7000 Stuttgart 70 (Hohenheim)

Satz und Druck: Westholsteinische Verlagsdruckerei Boyens & Co., Heide in Holstein
Einband: Buchbinderei Koch, Tübingen
Printed in Germany

Vorwort zur 6. Auflage

Die 6. Auflage des »Grundriß der Bindegewebsmassage« wurde durchgesehen und im wesentlichen unverändert belassen. Möge die dargestellte Technik und therapeutische Gestaltung der Bindegewebsmassage in der Krankengymnastikausbildung eine Hilfe sein und in der Berufstätigkeit immer wieder zu neuen Erkenntnissen führen.

Freiburg, im Sommer 1972 DR. HEDE TEIRICH-LEUBE

Vorwort zur 5. Auflage

Die 5. Auflage des »Grundriß der Bindegewebsmassage« widme ich in Dankbarkeit den beiden Ärzten DIETER GROSS und WOLFGANG HEIPERTZ. Ihrer wissenschaftlichen Forschung ist es gelungen, die bisher erarbeiteten Grundlagen der Bindegewebsmassage wissenschaftlich zu begründen und zu bestätigen. GROSS hat die nervös-reflektorischen Beziehungen der inneren Organe, Gefäße und Nerven mit dem Bindegewebe erforscht und die Bindegewebszonen bestätigt. Seine Untersuchungen ergaben ferner, daß die Bindegewebszonen anders als die Haut- und Muskelzonen auch untereinander in nervös-reflektorischer Beziehung stehen, und zwar in kaudo-kranialer Richtung. HEIPERTZ hat durch Wärmeleitmessungen an Kranken während der Bindegewebsmassage in den Bindegewebszonen experimentell nachgewiesen, daß eine meßbare Wärmesteigerung infolge einer neurovegetativen Umschaltung im vegetativen Nervensystem nach der parasympathischen Seite nur dann eintritt, wenn die Bindegewebsmassage das von E. DICKE gefundene Schneidegefühl auslöst. Auf Grund dieser Untersuchungsergebnisse ist die Bindegewebsmassage nicht mehr eine empirische, sondern eine wissenschaftlich begründete Behandlungsmethode.

In diesem Buch wird die Technik und die therapeutische Gestaltung der Bindegewebsmassage eingehend dargestellt, wobei ich folgende 4 Punkte besonders herausstelle:

1. Die Technik der Bindegewebsmassage ist die Voraussetzung für eine erfolgreiche Therapie.
2. Die Bindegewebszonen haben zweifache Bedeutung:
   a) sie entstehen bei einem akuten Krankheitsgeschehen in den dem erkrankten Gebiet entsprechenden Bindegewebszonen;
   b) sie können als »klinisch stumme Zonen« auf der Grundlage einer Disposition ohne Störungen oder Erkrankungen der zugehörigen Organe, Gefäße und Nerven vorhanden sein und haben dann die Bedeutung eines »schwachen Punktes« im vegetativen Nervensystem.
3. Die Bindegewebszonen stehen nicht nur mit den zugehörigen inneren Organen, Gefäßen und Nerven, sondern auch untereinander in nervös-reflektorischer Beziehung. Ihr Miteinanderreagieren verläuft in kaudo-kranialer Richtung.
4. Grundlage jeder Behandlung mit Bindegewebsmassage muß der gesamte Bindegewebstastbefund sein. Bei ihm sind die kaudalen Zonen von besonderer Wichtigkeit.

Mögen diese Hinweise, die von grundsätzlicher Bedeutung sind, für die Verordnung und Durchführung der Bindegewebsmassage eine Hilfe sein.

Freiburg, im August 1970 DR. HEDE TEIRICH-LEUBE

Vorwort zur 1. Auflage

Das vorliegende Buch tritt die Nachfolge der Monographie »Massage reflektorischer Zonen im Bindegewebe bei rheumatischen und inneren Erkrankungen« an, die von LEUBE-DICKE mit einem Vorwort von KOHLRAUSCH 1942 als Ergebnis der klinischen Ausarbeitung der von Frau DICKE gefundenen »Bindegewebsmassage« zum erstenmal veröffentlicht wurde und 1952 – kurz nach Frau DICKES Tod am 11. 8. 1952 – in 6. Auflage erschienen ist.

Die Entwicklung der Neuraltherapie in den letzten 15 Jahren hat das Verständnis für die Behandlung vieler Krankheiten, Störungen und Beschwerden von der Körperdecke aus auf allen klinischen Gebieten gefördert. Während die Bindegewebsmassage, die eine besondere Form der Neuraltherapie darstellt, zunächst die Krankengymnastik bei inneren Erkrankungen bereichert und erweitert hat, wurde ihre Anwendung in der Zwischenzeit auch in der Chirurgie und Orthopädie, der Frauen- und Kinderklinik, der Hautklinik sowie der Neurologie erarbeitet. Was vor nun 15 Jahren empirisch erkannt wurde, ist eingehend erforscht und – soweit das für eine neuraltherapeutische Methode überhaupt möglich ist – lehr- und lernbar geworden. Die Vielfältigkeit der vegetativen Reaktionen erklärt die Vielfältigkeit der technischen und therapeutischen Möglichkeiten der Bindegewebsmassage. Ich hoffe, daß es mir in der vorliegenden Arbeit gelungen ist, die einheitliche Grundlage für alle Formen der Bindegewebsmassage herauszuarbeiten. Vielleicht wird eines Tages die exakte wissenschaftliche Untersuchung der Bindegewebszonen und der Wirkung der Bindegewebsmassage möglich, vielleicht bestätigt diese die empirisch gewonnenen Erkenntnisse, vielleicht müssen sie einer Korrektur unterzogen werden.

Möge das vorliegende Buch Ärzte anregen, von den beschriebenen diagnostischen Möglichkeiten des Bindegewebstastbefundes bei ihren Kranken Gebrauch zu machen; möge es jedoch vor allem die Krankengymnastinnen aufrufen, die Bindegewebsmassage in dankbarer Erinnerung an ELISABETH DICKE, die Erfinderin der Methode, in verantwortlicher Weise durchzuführen.

An dieser Stelle möchte ich meinen Mitarbeiterinnen in der Krankengymnastikschule aus den letzten 15 Jahren meinen Dank sagen für ihr tätiges Interesse an der Erarbeitung des behandelten Gebietes. Mein Dank gilt ferner Herrn FISCHINGER von Photo-Stober, Freiburg, der mit besonderem Verständnis die bildnerische Darstellung der Methode ermöglicht hat.

Freiburg, im Mai 1957 DR. HEDE TEIRICH-LEUBE

Inhaltsverzeichnis

Einführung

Die Krankengymnastik und Massage bei inneren Erkrankungen hat das Interesse der Behandler sehr bald auf das Unterhautgewebe gelenkt, da bei vielen Beschwerden und Krankheitsbildern die *Verhaftung zwischen Unterhaut und Körperfaszie im Bereich des Rumpfes* auffälliger war als die Muskelspannungen. Das systematische flächige Verschieben des lockeren Unterhautbindegewebes an Gesäß, Hüften und Rücken brachte gelegentlich überraschende Erfolge: Herzschmerzen, Atembeklemmungen, Magendruckgefühle, Kopfschmerzen bei Bluthochdruck u. dgl. konnten spontan zum Verschwinden gebracht, Gelenkschmerzen und Bewegungsstörungen bei rheumatischen Erkrankungen oft rasch gebessert werden. Das Erstaunen über die Wirkung dieser *flächigen Bindegewebsmassage* war deshalb so groß, weil das lockere Bindegewebe in diesen Jahren (1934 bis 1937) klinisch noch kein besonderes Interesse gefunden hatte. Es wurde angenommen, daß die Durcharbeitung des Unterhautgewebes dessen Stoffwechsel anregen und die Entschlackung befördern würde. Diese Massage wurde daher gelegentlich als »Gewebswäsche« bezeichnet und bei rheumatischen Krankheitsbildern gern verordnet. Die therapeutischen Erfahrungen ließen jedoch immer deutlicher erkennen, daß die *Wirkung der flächigen Bindegewebsmassage* nicht nur in der Stoffwechselanregung und Entschlackung zu suchen war, sondern sehr wesentlich auf der *Auslösung nervös-reflektorischer Reaktionen* beruhte.

Die entscheidende Anregung zur Erforschung und therapeutischen Ausarbeitung der nervös-reflektorischen Zusammenhänge zwischen dem Unterhautgewebe und den inneren Organen, Gefäßen und Nerven verdanken wir ELISABETH DICKE, mit der ich 1938 zum erstenmal zusammentraf. Als sie mir erzählte, daß sie eine neue Massagetechnik zur Behandlung des Bindegewebes gefunden hätte, war ich auf Grund meiner oben geschilderten Beobachtungen und Erfahrungen daran außerordentlich interessiert. Frau DICKE demonstrierte KOHLRAUSCH und mir dann in Freiburg die Methode ihrer *»Bindegewebsmassage«*, deren Technik und Therapie wir in den folgenden Jahren gemeinsam ausgearbeitet haben. Als Ergebnis ist 1942 die erste Monographie unter dem Titel: »Massage reflektorischer Zonen im Bindegewebe bei rheumatischen und inneren Erkrankungen«[1]) erschienen.

Das Wort »Bindegewebsmassage« hat zu zahlreichen Diskussionen Anlaß gegeben. Es wurde vor allem kritisiert, daß mit dieser Bezeichnung die Behandlung nicht zutreffend charakterisiert sei, da das Ziel dieser Massage nicht eine Einwirkung auf das Bindegewebe

---

[1]) 1953 ist diese Monographie im Einverständnis mit Frau DICKE im wesentlichen unverändert in 6. Auflage nach ihrem Tode am 11. 8. 1952 noch einmal herausgekommen. Ihre persönlichen in Kursen und bei Behandlungen gemachten Erfahrungen hat Frau DICKE noch zusammengefaßt, leider ohne auf das von ihr gefundene charakteristische »Schneidegefühl« im Bereich von Bindegewebszonen hinzuweisen, welches die Grundlage für die erfolgreiche Gestaltung der Behandlung ist. Nach ihrem Tode erfolgte die Veröffentlichung unter dem Titel »Meine Bindegewebsmassage«, die heute in 6. Auflage vorliegt.

selbst sei, sondern vegetative Reaktionen erzielt werden sollen. In zahlreichen Gesprächen mit Anatomen und Physiologen wurde eine andere, bessere Bezeichnung gesucht, aber bisher nicht gefunden.

In den letzten 25 Jahren ist nun die *Bindegewebsmassage zu einem Begriff geworden: wir verstehen darunter die Behandlung mit der von* E. DICKE *gefundenen Technik des ziehenden Streichens im Bindegewebe.*

Die von mir vor der Begegnung mit Frau DICKE erarbeitete Behandlung, die weiterhin ihren Anwendungsbereich hat, auf den später eingegangen wird, bezeichnen wir als *»flächige Bindegewebsmassage«*. Die letztere Methode kann als *Massage des Bindegewebes*, die Methode der Strichtechnik nach E. DICKE als *Massage im Bindegewebe* charakterisiert werden. Bei der flächigen Bindegewebsmassage besteht also die Absicht, das Unterhautgewebe selbst zu bearbeiten und in seiner Spannung und Konsistenz zu beeinflussen, wodurch aber *immer nervös-reflektorische Wirkungen* ausgelöst werden. Die *Strichtechnik* dagegen greift lediglich *im* Unterhautgewebe an und *hat bei jedem, auch dem kleinsten Arbeitsgang die ausschließliche Absicht, das vegetative Nervensystem zu beeinflussen.* Beide Methoden wirken also auf das vegetative Nervensystem und können sich daher ausgezeichnet ergänzen: die flächige Bindegewebsmassage, deren nervös-reflektorische Wirkung im Vergleich zur Strichtechnik geringer ist, kommt bei prall gespanntem Unterhautgewebe in den ersten Behandlungen zur Anwendung und ermöglicht oft schon nach 1 bis 2 Behandlungen die Ausführung der *Strichtechnik, deren Wirkung ausschließlich im Sinne einer Neuraltherapie zu sehen ist.*

Frau DICKE hat ihre Methode bei einer eigenen angiospastischen Beinerkrankung gefunden und entwickelt. Sie beschreibt in ihrem Buch »Meine Bindegewebsmassage« anschaulich ihr schweres Krankheitsbild, das sie 1929 viele Monate ans Bett fesselte. Das an einer Endangitis obliterans erkrankte rechte Bein war bedroht, die behandelnden Ärzte sprachen von Amputation. Frau DICKE versuchte in ihrer Not, die schweren begleitenden Rücken-Kreuzschmerzen durch das ziehende Streichen am Kreuzbein und Beckenkamm zu erleichtern, das ein starkes Schneidegefühl auslöste. Gleichzeitig trat in dem kranken Bein ein Kribbeln und Stechen ein, das von Wärmewellen begleitet war. Frau DICKE dehnte die Bearbeitung nun auch auf das Trochantergebiet und die Oberschenkelaußenseite aus und erreichte nach drei Monaten die Rückbildung der Krankheitserscheinungen.

In Freiburg wurden die therapeutischen Möglichkeiten der Bindegewebsmassage (BgM) in der Medizinischen Universitätsklinik erarbeitet. Die Methode stellte sich rasch als eine entscheidende *Bereicherung der Krankengymnastik bei inneren Erkrankungen* heraus, da zahlreiche Störungen und Beschwerden nach Krankheiten oder ohne feststellbaren klinischen Hintergrund nun erfolgreich zu behandeln waren. So konnten z. B. Herzbeschwerden nach Myokarditis, bei Koronarinsuffizienz, bei Hypertrophie des Herzmuskels, bei Bluthochdruck usw. rascher und sicherer gebessert und beseitigt werden als durch die bisherigen Behandlungsmethoden; Magen-Darmstörungen nach Entzündungen oder funktionelle Beschwerden ohne klinischen Hintergrund, Leber-Gallenstörungen nach Hepatitis oder funktionell bedingt konnten durch die BgM günstig beeinflußt werden. Die Anwendung bei arteriellen Durchblutungsstörungen brachte gute Ergebnisse. Erkrankungen des Venensystems, Unterschenkelgeschwüre bei Krampfadern, chronische Schwellungen nach Thrombophlebitiden und Schmerzen konnten ausgezeichnet beeinflußt werden. In der *Kinderklinik* konnten Störungen und Erkrankungen bei Säuglingen und Kleinkindern durch BgM besser als mit anderen Methoden beeinflußt werden. Auch in der *Chirurgie und Orthopädie* ergaben sich zahlreiche Indikationen für die BgM, so z. B. hartnäckige Beschwerden nach Frakturen, Luxationen, Distorsionen usw., die in der Regel mit Durchblutungsstörungen einhergehen. Bei vielen Fällen von Kinderlähmung mit schwerer Dystrophie und Muskelatrophie war die BgM im Rahmen der Lagerungs- und Übungsbehandlung von ausgezeichneter Wirkung auf die gestörten vegetativen Funktionen. In der *Frauenklinik* konnten die tiefsitzenden Kreuzschmerzen statischer und nervös-reflektorischer Art, die einer Muskelbehandlung oft nicht zugänglich sind, vielfach günstig beeinflußt und beseitigt werden. Das gilt vor allem für die in der zweiten Hälfte der Nacht auftretenden und das morgendliche Aufstehen so mühsam machenden Schmerz- und Steifigkeitszustände. Auch zahlreiche hormonale und funktionelle Störungen der Unterleibsorgane konnten durch die BgM erfolgreicher beeinflußt werden als durch andere Methoden der Krankengymnastik, so z. B. manche Formen der sekundären Amenorrhoe, der Dysmenorrhoe, Störungen der Stillfunktion, hartnäckige Beschwerden nach Entzündungen u. dgl. m. Auch bei *neurologischen Erkrankungen* wird die BgM in immer stärkerem Maß eingesetzt, so bei Neuralgien, nach Neuritiden, bei Paraesthesien der verschiedensten Art, nach Kopftraumen, bei schlaffen Lähmungen usw. Zusammenfassend läßt sich sagen, daß die BgM überall da erfolgreich eingesetzt werden kann, wo die entsprechenden *Bindegewebszonen* (BgZ) vorhanden sind, und durch eine Einwirkung auf das vegetative Nervensystem eine Besserung der Störungen und Beschwerden zu erwarten ist. Der praktische Arzt kann, wie KIBLER in seinem Buch »Segmenttherapie« anschaulich berichtet, auf diese Massagemethode gar nicht mehr verzichten.

Vor der Besprechung der BgZ sollen einige Ausführungen über die *Haut- und Muskelzonen* gebracht werden, deren Kenntnis auch bei der BgM wichtig ist.

Daß Haut- und Bindegewebszonen nicht das gleiche sind, ist bekannt, wird jedoch häufig nicht genügend klar auseinandergehalten, zumal bei der BgM die Haut als solche immer einbezogen ist. Die *Haut als Träger des Umweltnervensystems* (Hautsensibilität) reagiert auf Berührung, Druck, Wärme und Kälte. *Reflexzonen der Haut* – HEAD'sche Zonen – treten häufig bei inneren Erkrankungen und Entzündungen in bestimmten Hautbezirken im Bereich des Rumpfes durch eine *Überempfindlichkeit gegen Berührung, Druck, Wärme und Kälte* in Erscheinung: der Kranke fühlt z. B. den sonst indifferenten Hosen- und Rockbund *schmerzhaft*, Waschen mit warmem oder kaltem Wasser ist an den betreffenden Hautstellen unangenehm.

Die *Untersuchung auf Hautzonen* erfolgt

1. mit dem Streichen des runden Kopfes einer Nadel (in überempfindlichen Zonen wird der stumpfe Nadelkopf als spitz, scharf oder brennend gefühlt),
2. durch sanftes Abheben und leichtes Pressen einer Haut-Unterhautfalte (an überempfindlichen Stellen fühlt der Kranke den leichten Druck schmerzhaft, als Wundgefühl, dumpfes Druckgefühl usw.),
3. durch Berührung mit kalt und warm (der Kranke fühlt an den überempfindlichen Stellen einen Wärme- oder Kälte-»Schmerz«).

Zur gleichen Zeit, als HEAD über die Hautzonen arbeitete und berichtete, wurden durch MACKENZIE die *Muskelzonen* bekannt. Diese treten bei akuten entzündlichen Erkrankungen besonders deutlich in Erscheinung, z. B. bei einer akuten Gastritis, einer Blinddarm- oder Gallenblasenentzündung, einer Nierensteinkolik u. dgl. m. in Form einer außerordentlichen Spannungserhöhung in den dem erkrankten Organ zugeordneten Muskeln; bei weniger akutem Krankheitsgeschehen sind die Muskelzonen weniger stark ausgeprägt. Die *hypertonischen Muskelbezirke sind bewegungsempfindlich.*

Haut- und Muskelzonen hatten zunächst lediglich *»diagnostische« Bedeutung:* durch die Erarbeitung der Beziehungen zwischen Haut (HEAD) und Muskeln (MACKENZIE) und den inneren Organen kann die Feststellung bestimmter Reflexzonen neurotopische Hinweise geben, was bei klinisch unklaren Beschwerden von Bedeutung ist.

Die *therapeutische Bedeutung der Muskelzonen* wurde durch die Erfahrung der Krankengymnastik und Massage bei inneren Erkrankungen erarbeitet. Bei zahlreichen Erkrankungen und funktionellen Störungen wurde festgestellt, daß die Muskelzonen oft noch lange nach klinischer Ausheilung bestehen bleiben und rheumatoide Beschwerden machen können, die die Patienten dann zum Arzt führen. So ist z. B. bei Leber-Gallenstörungen zwischen dem rechten Schulterblatt und der Wirbelsäule häufig ein solcher »rheumatischer« Punkt, der bei Bewegungen des rechten Armes und Schultergürtels sowie in Ruhe Beschwerden macht; bei Herzbeschwerden werden Druckgefühle über der linken vorderen Brustwand mit Beengung der Atmung u. dgl. angegeben. Bei Durchtastung der Muskeln findet man an den genannten Stellen hypertonische Muskelstränge. – KOHLRAUSCH hat 1937 zusammenfassend über die nervös-reflektorischen Beziehungen zwischen den inneren Organen und den segmental zugeordneten Muskelbezirken berichtet und dargestellt, daß solche *Muskelzonen therapeutische Ansatzpunkte* sein können: durch Vibrationen und auflockernde Friktionen können die Muskelzonen verringert und beseitigt werden, und in der Regel verschwinden mit den Muskelzonen auch die Restbeschwerden nach einer Erkrankung oder die funktionellen Störungen.

(Die durch *Muskelarbeit* entstandenen erhöhten Muskelspannungen, die gelegentlich auch rheumatoide Beschwerden verursachen können, haben mit Muskelzonen nichts zu tun; sie werden durch Muskelknetungen und schmeidigendes Durchbewegen beseitigt.)

Auch die *Hautzonen* gewinnen in jüngster Zeit in steigendem Maße *therapeutische Bedeutung.* So berichtet KIBLER in seiner Arbeit über »Die Behandlung innerer Erkrankungen von den HEADschen Zonen aus«, daß seiner Ansicht nach die meisten Erkrankungen, die mit Hautzonen einhergehen, von diesen aus behandelt werden können. Er beobachtete sehr gute Ergebnisse durch die Anwendung von Wärme (Wickel), Massage, Anaesthesie usw. bei Erkrankungen und funktionellen Störungen der inneren Organe. Besonders gut reagierten Herz, Magen, Darm. Bei frischen Magengeschwüren hat KIBLER durch die Einwirkung auf die Hautzonen ohne Klinikaufenthalt gute Heilerfolge erzielt.

Im Gegensatz zu den Haut- und Muskelzonen sind die nervös-reflektorischen Zusammenhänge zwischen dem Bindegewebe und den inneren Organen, Gefäßen und Nerven durch die *therapeutische Anwendung* der Bindegewebsmassage erarbeitet worden. Im *Bereich von Bindegewebszonen* ist die Verhaftung zwischen den Verschiebeschichten fester, so daß der ziehende Finger vermehrten Widerstand fühlt. Gleichzeitig gibt der Patient an, daß er beim Ziehen helles, scharfes *»Schneiden«* oder *»Ritzen«* fühlt, das die richtige nervös-reflektorische Schaltung (siehe S. 34) anzeigt. Gelegentlich tritt bei der gleichen Technik dumpfes *Druckgefühl* auf, das als nervöse *Fehl-Schaltung* zu werten ist. Beim Ziehen in nicht erhöht gespanntem Gewebe fühlt der Finger keinen besonderen Widerstand und der Patient nur das Streichen als solches, also kein »Schneiden« oder »Ritzen«. Die Erfahrungen mit der BgM haben gezeigt, daß der *Zug in erhöht gespanntem Bindegewebe der adäquate Reiz für die Auslösung nervös-reflektorischer Vorgänge* ist, so daß er als *therapeutischer Zug* bezeichnet werden kann.

Durch die Tasterfahrungen und die beobachteten Reaktionen bei der BgM bei den verschiedensten Krankheitsbildern, Störungen und Beschwerden wurden die nervös-reflektorischen Zusammenhänge zwischen den inneren Organen, Gefäßen und Nerven mit bestimmten BgZ ermittelt und im Laufe der letzten 30 Jahre zuverlässig erarbeitet. Der geschulte und tasterfahrene Untersucher kann heute *durch den Bindegewebstastbefund neurotopische Hinweise* für die Ursache unklarer Beschwerden und Störungen erhalten. Das ist für den praktischen Arzt wichtig, da bei allen Patienten, die an Störungen oder Beschwerden nach Krankheiten oder auf funktioneller Grundlage leiden, entsprechende BgZ vorhanden sind.

Wie stellen sich Bindegewebszonen dar?

Während die Haut- und Muskelzonen, insbesondere die letzteren, häufig spontane Beschwerden machen, sind die BgZ als solche ihrem Träger nicht spontan fühlbar, sondern werden erst *bei der Untersuchung festgestellt:* die *Spannung im Bindegewebe der Körperdecke ist im Bereich der BgZ mehr oder weniger stark erhöht.*

Die verstärkte Spannung wird durch die *Untersuchung der Verhaftung*

1. *zwischen Haut und Unterhaut* (obere Verschiebeschicht),
2. *zwischen Unterhaut und Körperfaszie* (tiefe Verschiebeschicht)

am Rücken festgestellt. Da beim Erwachsenen die Verschiebbarkeit der Haut gegen die Unterhaut nur angedeutet möglich ist, die Unterhaut gegen die Körperfaszie dagegen ausgiebig verschiebbar ist, prägen sich die BgZ besonders in der letzteren Schicht aus. *In der oberen Verschiebeschicht* sind die BgZ nur *bei akutem Krankheitsgeschehen* deutlich. Mit Besserung des Krankheitsbildes verschwinden sie aus dieser Schicht und sind nur in der tiefen Verschiebeschicht mehr oder weniger deutlich ausgeprägt. Beim *Säugling und Kleinkind* treten *BgZ nur in der oberen Verschiebeschicht* auf, da sich die tiefe Verschiebeschicht erst mit der Entwicklung der Muskulatur ausbildet.

Die Unterhaut ist weder gegen die Haut noch gegen die Faszie scharf abgesetzt, sondern durch senkrechte und schräg verlaufende Züge mit beiden verbunden. Auch in sich selbst ist die Unterhaut kein kompaktes Gewebe, sondern sie besteht aus unendlich vielen Schichten, die wiederum alle miteinander verbunden sind, so daß sich auch innerhalb der Unterhaut Verschiebeschichten entwickeln können. Wir finden bei BgZ daher nicht nur die fasziennahe Verschiebeschicht erhöht gespannt, sondern einen mehr oder weniger dicken Anteil der Unterhaut ebenfalls. Bei der *Prüfung der Verschiebbarkeit der Unterhaut* (Unterhauttechnik) ist es daher wichtig, so *fasziennah* wie möglich zu tasten. Nur dann erhält man einen richtigen *Bindegewebstastbefund.* Die erhöhte Spannung im Unterhautgewebe betrifft also nicht nur die beiden Verschiebeschichten, sondern die gesamte Unterhaut, sie wirkt sich jedoch *in den Verschiebeschichten besonders deutlich aus.*

Die *Spannungserhöhung in der tiefen Verschiebeschicht ist nicht nur zu tasten, sondern auch zu sehen,* da das Gewebe an diesen Stellen eingezogen erscheint. Diese *Einziehungen* sind je nach der Ausbildung der BgZ mehr oder weniger stark ausgeprägt. Die angrenzenden Unterhautabschnitte sind *verdickt.* Die erhöhte Spannung geht offenbar mit Stoffwechseländerungen einher, die eine Entquellung im

Bereich der Reflexzonen veranlassen. Die Gewebsverdickung in den Randgebieten der BgZ dürfte auf einem gleichlaufenden reflektorischen Vorgang innerhalb der BgZ selbst beruhen, wodurch die Aufnahme der in den Reflexzonen abgegebenen Flüssigkeit durch Quellung[1]) möglich wird. Diese Quellungen können nicht mechanisch beeinflußt werden, etwa durch ausdrückende Massage usw., sie werden nur mit dem Nachlassen der Spannung und Einziehung der ihnen zugeordneten BgZ geringer und verschwinden gelegentlich auch vollständig. *Die Einziehungen und die Quellungen sind also BgZ,* nur haben sie verschiedene Bedeutung: die den Organen, Gefäßen und Nerven zuzuordnenden Reflexzonen sind die Einziehungen (Zonen 1. Ordnung), die Quellungen haben sekundäre Bedeutung (Zonen 2. Ordnung). Bei pyknischem Körperbau und prall gespanntem Unterhautgewebe fallen dem Anfänger oft zuerst die Quellungen auf. Da *bei Quellungen immer Einziehungen vorhanden sind,* müssen diese gesucht werden. Mit zunehmender Erfahrung im Sehen gelingt es ohne Schwierigkeiten, auch bei solchen Körpertypen die Einziehungen und damit die BgZ zu erkennen.

I. Sehen der Bindegewebszonen

Zur Untersuchung muß der Patient bis über das Gesäß herunter entkleidet sein und aufrecht sitzen, die Beine werden rechtwinklig angestellt, die Arme sind locker seitlich am Rumpf, die Hände liegen auf den Oberschenkeln. Der Untersucher sitzt hinter dem Rücken des Patienten, der gut beleuchtet sein muß.

Nicht alle BgZ sind auch bei deutlicher Spannungserhöhung in gleicher Weise zu sehen. So erkennt man mit dem Auge die paravertebralen Reflexzonen weniger gut, während alle *BgZ im Bereich von Gesäß, Hüften, Kreuzbein, auf dem Brustkorb, zwischen den Schulterblättern sowie auf den Schulterblättern* auch bei geringer Ausbildung immer mehr oder weniger deutlich *sichtbar* sind. Auch über den dorsalen unteren Brustkorbabschnitten sind die Zonen in der Regel mit dem Auge zu erkennen, aber sie sind weniger zuverlässig zu beurteilen als die zuvorgenannten BgZ. Die Ursache liegt darin, daß der Rücken und damit auch der Brustkorb der meisten Erwachsenen nicht ganz seitengleich entwickelt ist. So erkennt der geschulte Beobachter im allgemeinen ohne weiteres

Rechts- oder Linkshändigkeit, da sich mit dem jeweiligen Arm auch die seitengleiche Rückenmuskulatur kräftiger entwickelt, wodurch das Relief der Unterhaut ebenfalls beeinflußt wird;

Schreibtischarbeit prägt durch die gewohnheitsmäßige Sitz- und Schreibhaltung die Wirbelsäulenhaltung und damit die Rückenmuskeln und das Relief der Unterhaut;

leichte *Fehlhaltungen* der Wirbelsäule, die für die Gesundheit belanglos und ihrem Träger oft gar nicht bewußt sind, finden wir außerordentlich häufig, wodurch die Beurteilung des Unterhautreliefs allein durch das Auge nicht möglich ist.

Die inneren Organe haben ihre *vegetativen Anschlüsse* auf der rechten oder linken Körperseite, paarige Organe auf beiden Seiten. Bei funktionellen Störungen und Erkrankungen bilden sich auf der jeweiligen Körperseite die BgZ aus.

Der *rechten* Körperseite sind Leber und Gallenblase, Zwölffingerdarm, der untere Dünndarmabschnitt (Ileum), Blinddarm mit Wurmfortsatz, aufsteigender Dickdarmast mit Flexura hepatica angeschlossen;

---

[1]) Die Bezeichnung »Quellung« wurde in Anlehnung an SCHADE gewählt, da es sich hier sehr wahrscheinlich um nervös-reflektorisch bedingte Entquellungs- und Quellungsvorgänge handelt.

der *linken* Körperseite Herz, Magen, Pankreas, Milz, oberer Teil des Dünndarms (Jejunum), querer und absteigender Dickdarmast sowie Sigma und Rektum zugeordnet;
mittelständige Zuordnung finden wir bei Blase, Uterus, Kopf;
doppelseitige Zuordnung bei den Lungen und Bronchien, Nieren und Nebennieren, Hoden und Nebenhoden, Tuben und Ovarien sowie der Prostata.

Nerven- und Gefäßerkrankungen haben jeweils auf der erkrankten Seite BgZ.
Bei katarrhalischen Infekten, Anginen, Fokaltoxikosen usw. treten die BgZ besonders auf der Körperseite auf, von der die Erkrankung ausgeht.
In dem Schema (Abb. 1) sind die nach meiner Erfahrung immer gut sichtbaren BgZ zusammengestellt und nach ihrer Organbeziehung bezeichnet.
Um das Schema übersichtlich zu gestalten, wurde die Verstopfungszone (2) und die Venen-Lymphzone (3) nur auf einer Seite eingezeichnet. Die erstere ist immer beidseitig, die Venen-Lymphzone je nach dem Zustandsbild ein - und beidseitig vorhanden.

1. Blasenzone:

Etwa fünfmarkstückgroße Einziehung am oberen Ende der Analfalte.
Wir finden diese Zone bei und nach Blasenentzündungen, bei reizempfindlicher Blase sowie häufig auch nur bei den *Begleitbeschwerden* dieser Erkrankung oder Störung, den kalten Füßen. Hierbei wird oft in charakteristischer Weise geschildert, daß sie »kalt bis zum Knie«, z. B. beim Ins-Bett-Gehen, werden.

2. Verstopfungszone:

5–8 cm breites eingezogenes Band, das beidseitig vom mittleren Drittel des Kreuzbeins nach schräg außen unten verläuft.
Diese Zone findet man bei spastischer Verstopfung, die bei Frauen besonders deutlich jeweils vor der Periode auftritt. Häufig wird auch nur auf Reisen, bei Rhythmuswechsel des täglichen Lebens usw. eine Neigung zu Verstopfungen angegeben.

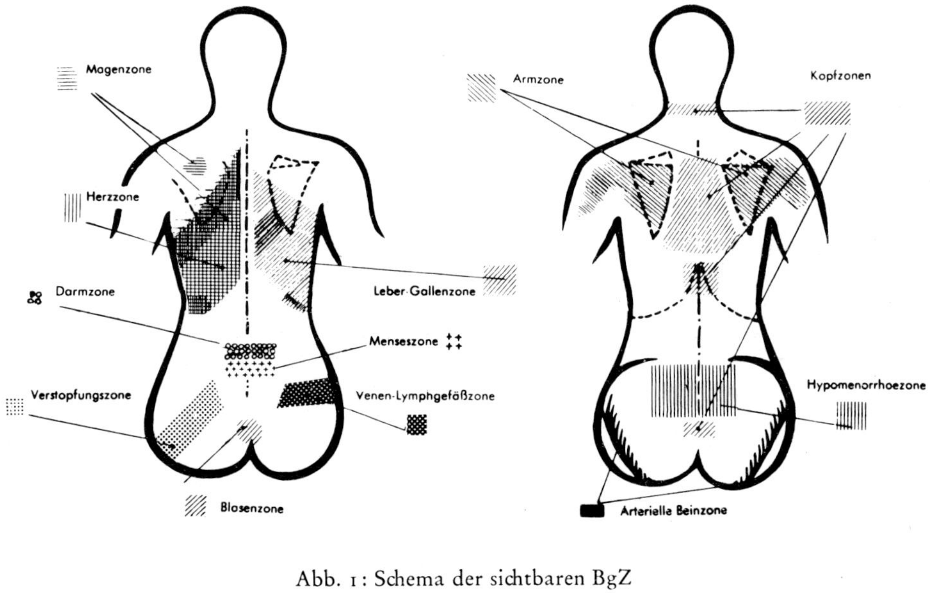

Abb. 1: Schema der sichtbaren BgZ

3. Venen-Lymphzone der Beine:

Etwa 5 cm breites eingezogenes Band vom mittleren Drittel des Kreuzbeins parallel den Darmbeinkämmen über dem Glutaeus medius nach vorn verlaufend.

Die Zone ist bei Krampfadern und ihren *Begleitbeschwerden,* nächtlichen Fuß- und Wadenkrämpfen, Paraesthesien, Neigung zu Knöchelschwellungen bei statischer Belastung, Hitze, vor der Periode, bei Frakturdystrophie u. dgl. m. vorhanden. Betreffen die Erkrankungen und Störungen beide Beine, so ist die Zone über beiden Hüften ausgeprägt, bei einseitiger Erkrankung nur auf der jeweiligen Seite.

4. Menseszone:

Flächige Einziehung zwischen den Iliosakralgelenken über dem oberen Drittel des Kreuzbeins.

Diese Zone ist bei Dysmenorrhoe stets mehr oder weniger stark ausgeprägt.

5. Darmzone:

Flächige Einziehung direkt oberhalb des Kreuzbeins in etwa gleicher Breite und Höhe wie die Menseszone.

Diese Zone ist bei Neigung zu Durchfällen oder beschleunigter Verdauung zu sehen.

6. Leber-Gallenzone:

Breitflächige Einziehung über der rechten hinteren Brustkorbseite mit verstärkt eingezogenen Gewebsabschnitten (dunkel gezeichnet), sog. *Maximalpunkten.*

Diese Zone ist sehr deutlich ausgeprägt bei und nach Hepatitis, bei allen Arten funktioneller Leberstörungen, die oft verbunden sind mit Völlegefühl nach dem Essen, Abneigung gegen fette Speisen, ausgesprochener Bevorzugung von Butter usw.

7. Herzzone:

Breitflächige Einziehung über der linken hinteren Brustkorbseite und dem linken Schulterblatt (Charakteristische *Maximalpunkte* sind dunkel gezeichnet).

Diese Zone ist deutlich ausgeprägt bei Herzbeschwerden aller Art, Koronarinsuffizienz, Herzmuskelerkrankungen usw.

8. Magenzone:

Sie deckt sich zum Teil mit der Herzzone bis auf den über dem Schulterblatt unterhalb der Spina scapulae *gelegenen Gewebsabschnitt,* der oft in charakteristischer Weise eingezogen ist.

Diese Zone ist immer deutlich ausgeprägt bei und nach Gastritis, Magenulkus, funktionellen Magenbeschwerden aller Art, Hyper-Hypacidität, auch bei Magensenkungen, sofern sie Beschwerden machen.

9. Arterielle Gefäßzone der Beine:

Breitflächige und schnurartige Einziehung im Bereich des Gesäßes, so daß der Patient bei starker Ausprägung der Zonen nur noch auf dem analfaltennahen Abschnitt des Gesäßes bzw. bei einseitiger Erkrankung auf der anderen Gesäßhälfte sitzt. Diese Zonen sind immer sehr stark ausgeprägt bei angiospastischen Beinerkrankungen. Allein aus dem jeweiligen Formbild der beiden Gesäßhälften kann auf das schwerer oder überhaupt erkrankte Bein geschlossen werden.

10. Hypomennorrhoezone:

Großflächige Einziehung, die den Eindruck einer Reliefarmut hervorruft, über Kreuzbein, Iliosakralgelenken, Hüften und Gesäß.

Diese Zone ist in charakteristischer Weise ausgeprägt bei verspäteter Menarche, Neigung zu verlängerten Intervallen der Periode, sekundärer Amenorrhoe, infantilem Genitale usw. (siehe Rückenbild Seite 14).

11. Kopfzonen:

Besonders charakteristisch ist die *zwischen den Schulterblättern liegende flächige Einziehung* (siehe Rückenbild Seite 13), zu der noch 3 weitere Zonen kommen:

eine *flächige Einziehung im unteren Drittel des Kreuzbeins* oberhalb der Blasenzone, eine oft nicht deutlich sichtbare *Einziehung über den unteren Rippen* rechts und links der Wirbelsäule und eine *ringförmig verlaufende Einziehung über dem Trapezius am Übergang von Nacken und Hals.*

Diese Zonen sind in der Regel sehr deutlich ausgeprägt bei chronischen Kopfschmerzen, Neigung zu Kopfschmerzen, Migräne, Schlafstörungen; die letztgenannte Zone ist nach Gehirnerschütterungen deutlich.

12. Armzone:

Flächige Einziehung auf den Schulterblättern, über der hinteren Deltaportion verlaufend.

Diese Zone ist sehr deutlich bei allen Arten von Armbeschwerden, Durchblutungsstörungen, nächtlichen Paraesthesien usw. Bei einseitigen Erkrankungen und Beschwerden ist sie auf der jeweiligen Seite charakteristisch ausgeprägt, so bei Neuritis, Neuralgie, Dystrophie nach Frakturen, Sudeckscher Atrophie, Sehnenscheidenerkrankungen, Dupuytrenscher Kontraktur, Schreibkrampf u. dgl. m.

Da ein Schema niemals die Prägung der Zonen im lebendigen Gewebe vermitteln kann, folgen *vier Rückenaufnahmen* von Frauen im Alter von 30 bis 45 Jahren. Aus eigenen Lern- und zahlreichen Unterrichtserfahrungen kenne ich die große Schwierigkeit, die anfänglich das Sehen der BgZ macht. Ich habe daher die jeweiligen Befunde in kleine Schemata eingezeichnet, wie ich sie zur Festhaltung der Gewebstastbefunde und zur Kontrolle der Veränderungen durch die BgM verwende. Um die Schreibarbeit zu vereinfachen, werden die verschiedenen Grade der Bindegewebszonen folgendermaßen bezeichnet:

die *eben noch* sicht- und tastbare Zone als *angedeutet* mit +,
die *gut* sicht- und tastbare Zone als *deutlich* mit ++,
die *sehr gut* sicht- und tastbare Zone als *sehr deutlich* mit +++.

Der Untersucher und Behandler wird durch die Festhaltung des Gewebstastbefundes im Sehen und Tasten sehr gut geschult und hat durch die aufgezeichneten BgZ eine wertvolle Hilfe bei der Behandlung.

Bei der *Deutung der Rückenbilder* ist ferner angegeben, ob die dem Gewebstastbefund entsprechenden Beschwerden oder Störungen vorhanden oder ob die Zonen »stumm« sind, d. h. weder Organstörungen noch sog. Begleitbeschwerden bestehen (siehe S. 18 ff.). Die stummen BgZ werden auf dem Schema durch eine Umkreisung der jeweiligen Zeichen deutlich gemacht.

Bei Betrachtung des 1. Rückens (Abb. 2) fällt zunächst die starke *Quellung über dem Kreuzbein auf,* die in Beziehung zu den Einziehungen im Bereich des Gesäßes und der Hüften steht. BgZ sind mehr oder weniger deutlich zu sehen:

Verstopfungszone: Deutliche (++) bandförmige Einziehung vom mittleren Drittel des Kreuzbeins nach schräg außen unten verlaufend.

Neigung zu spastischer Verstopfung, vor der Menstruation sehr stark und durch kein Abführmittel zu beheben.

Venen-Lymphzone: Angedeutete (+) bandförmige Einziehung vom mittleren Drittel des Kreuzbeins waagerecht über die Hüfte verlaufend. Diese Zone, die sich zum Teil mit der Verstopfungszone deckt, ist an der Unterbrechung der seitlichen Kontur zwischen Gesäß- und Hüftlinie zu erkennen.

Im rechten Unterschenkel geringe Krampfaderbildung, bei Hitze Knöchelödeme beiderseits, bei längerem Sitzen kalte Füße.

Menseszone: Deutliche (+ +) bandförmige Einziehung zwischen den Iliosakralgelenken, zum Teil überlagert von der Quellung auf dem Kreuzbein.

Menstruation schmerzhaft, oft verkürzte Intervalle.

Leber-Gallenzone: Deutliche (+ +) breitflächige Einziehung über der rechten Brustkorbseite mit verstärkter umschriebener Einziehung zwischen Schulterblatt und Wirbelsäule, entsprechend dem auf dem Zonenschema angegebenen Maximalpunkt (Seite 7).

Ausgesprochene Abneigung gegen fette Speisen, Bevorzugung und sehr gute Verträglichkeit von Butter.

Herz- und Magenzone: Angedeutete (+) breitflächige Einziehung über der linken Brustkorbseite.

Bei Treppensteigen und ansteigenden Wegen oft Stechen über dem Herzen. – Häufig Magendruck, besonders bei hastigem Essen.

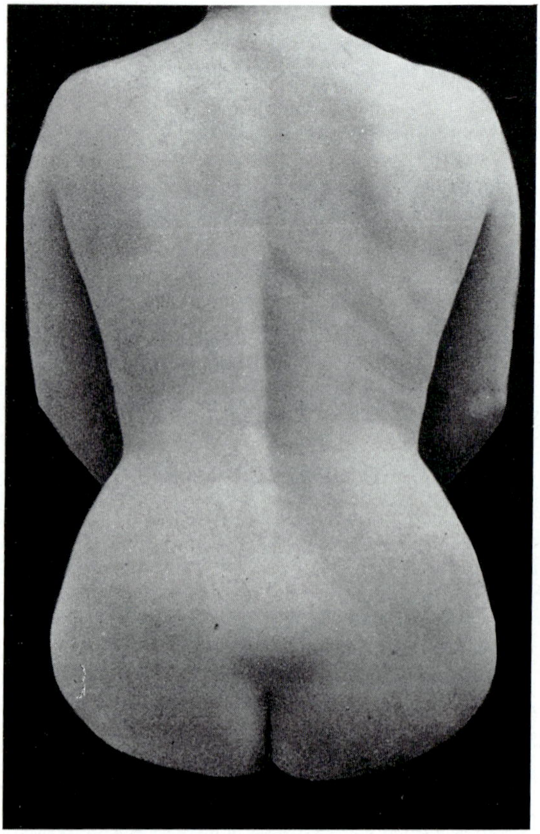

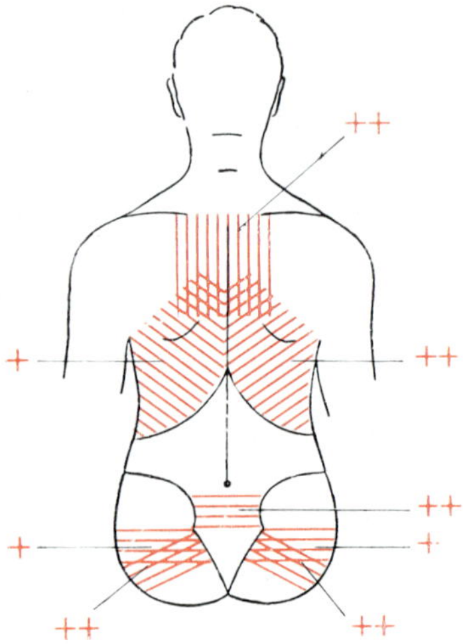

Abb. 2

Kopfzone: Deutliche (+ +) flächige Einziehung zwischen den Schulterblättern.

Neigung zu Kopfschmerzen, vor der Menstruation oft Migräne, Schlafstörung in Form von häufigem Erwachen und oberflächlichem Schlaf.

Bei Betrachtung des 2. Rückens (Abb. 3) fällt die *allgemeine Spannung* der Körperdecke auf. Folgende Bindegewebszonen sind mehr oder weniger deutlich zu sehen:

Blasenzone: Sehr deutliche (+ + +) Einziehung am oberen Ende der Analfalte.

Reizempfindlichkeit der Blase, vermehrtes Wasserlassen bei kalten Füßen.

Venen-Lymphzone: Links angedeutete (+), rechts deutliche (+ +) bandförmige Einziehung vom mittleren Drittel des Kreuzbeins waagerecht über die Hüfte verlaufend.

Geringe Krampfaderbildung, abends oft Knöchelödeme und Gefühl schwerer, gestauter Beine, im Sitzen gelegentlich »Einschlafen« der Füße und Beine.

Menseszone: Sehr deutliche (+ + +) bandförmige Einziehung zwischen den Iliosakralgelenken.

Keine Beschwerden, BgZ also stumm.

Darmzone: Sehr deutliche (+ + +) bandförmige Einziehung oberhalb der Menseszone, auf der linken Seite besonders ausgeprägt, rechts durch eine hereingeschobene Quellung etwas verwischt.

Starke Neigung zu Durchfällen bei Diätfehlern und seelischen Belastungen.

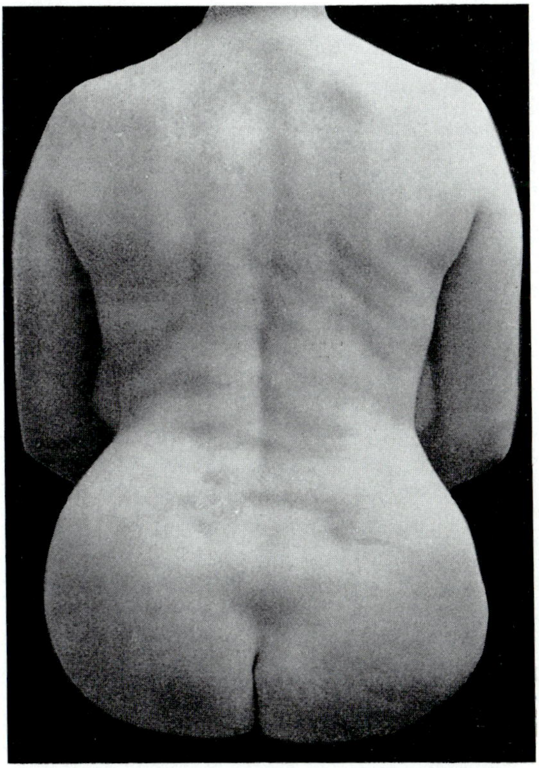

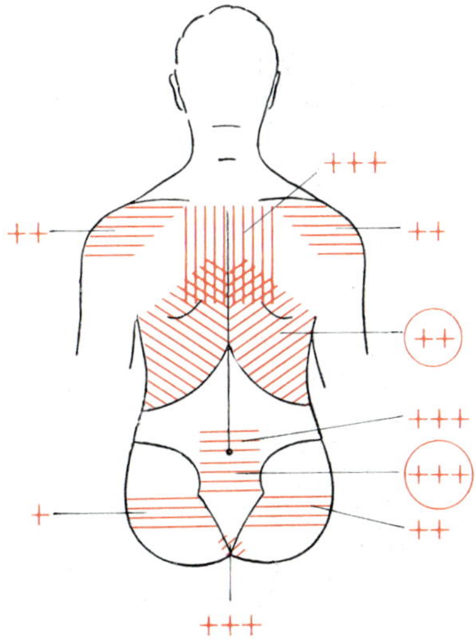

Abb. 3

Leber-Gallenzone: Deutliche (++) breitflächige Einziehung über der rechten Brustkorbseite. (Im Bereich der hinteren Wand der Achselhöhle, lateral und unterhalb der Einziehung deutliche Quellungen.)

Keine Leber- und Gallenbeschwerden, keine Abneigung gegen Fett, BgZ also stumm.

Herz- und Magenzone: Sehr deutliche (+++) breitflächige Einziehung über der linken Brustkorbseite und dem linken Schulterblatt.

Es bestehen funktionelle Herzbeschwerden, ohne klinischen Befund. – Oft Druck im Magen, Gefühl der »Magenschwellung«, ebenfalls kein krankhafter Befund.

Kopfzone: Sehr deutliche (+++) flächige Einziehung zwischen den Schulterblättern.

Neigung zu Kopfschmerzen, Migräne, Schlafstörung, Konzentrationsschwäche.

Armzone: Deutliche (++) flächige Einziehung auf beiden Schulterblättern.

Nächtliche Paraesthesien der Hände und Arme.

Bei Betrachtung des 3. Rückens (Abb. 4) fällt spontan die sehr deutliche (+++) flächige *Einziehung zwischen den Schulterblättern* auf, die von mäßigen Quellungen über den medialen Schulterblätterrändern und oberhalb der Schulterblätter über dem Trapezius begrenzt ist. Es handelt sich um die

Kopfzone:

Keine Kopfschmerzen, aber erhebliche Schlafstörungen und Nervosität.

Mehr oder weniger deutlich sichtbar sind ferner folgende Bindegewebszonen:

Blasenzone: Deutliche (++) Einziehung über dem untersten Ende des Kreuzbeins besonders linksseitig.

Keine Störungen oder Beschwerden, BgZ also stumm.

Venen-Lymphzone: Sehr deutliche (+++) bandförmige Einziehung vom mittleren Drittel des Kreuzbeins waagerecht über die Hüfte verlaufend. Die Einziehung ist hier in den kreuzbeinnahen Abschnitten von einer Quellung überlagert, die sich auf die Blasenzone schiebt.

Sehr starke Neigung zu Knöchelödemen, die oft schon am Vormittag auftreten.

Darmzone: Sehr deutliche (+++) flächige Einziehung über den obersten Kreuzbein- und unteren Rückenabschnitten (paravertebral).

Neigung zu Durchfall.

Leber-Gallenzone: Deutliche (++), breitflächige Einziehung über der rechten Brustkorbseite.

Fette Speisen werden nicht vertragen, obwohl keine Abneigung dagegen besteht.

Herz- und Magenzone: Angedeutete (+) breitflächige Einziehung über der linken Brustkorbseite.

Gelegentlich funktionelle Herzbeschwerden. – Sehr häufig Magenbeschwerden. (Klinisch wurde Mangel an Magensäure festgestellt).

Bei Betrachtung des 4. Rückens (Abb. 5) fällt die eigenartige *Reliefarmut über Kreuzbein – Gesäß – Hüften* spontan auf. Es handelt sich hier um die

Hypomenorrhoezone: Sehr deutliche (+++) flächige Einziehung über Kreuzbein – Gesäß – Hüften.

Neigung zu verlängerten Intervallen.

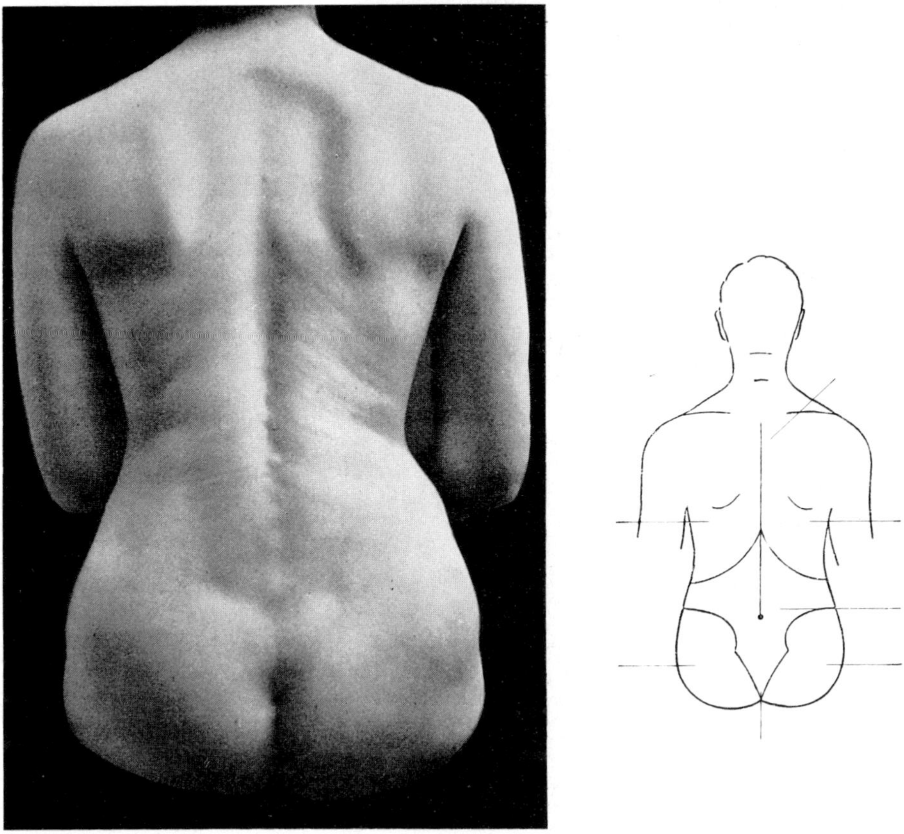

Abb. 4

Außerdem sind folgende Bindegewebszonen mehr oder weniger deutlich sichtbar:

Blasenzone: Deutliche (+) Einziehung über dem untersten Ende des Kreuzbeins.

Keine Störungen oder Beschwerden, BgZ also stumm.

Venen-Lymphzone: Deutliche (+ +) bandförmige Einziehung vom mittleren Drittel des Kreuzbeins waagerecht über die Hüfte verlaufend.

Ausgesprochene Neigung zu abendlichen Knöchelschwellungen, keine Krampfadern.

Leber-Gallenzone: Sehr deutliche (+ + +) breitflächige Einziehung über der rechten Brustkorbseite.

Intensive Abneigung gegen fette Speisen, Butter wird sehr gut vertragen.

Herz- und Magenzone: Angedeutete (+) flächige Einziehung über der linken Brustkorbseite.

Keine Herzbeschwerden, aber oft Druckgefühl im Magen.

Kopfzone: Deutliche (+ +) flächige Einziehung zwischen den Schulterblättern.

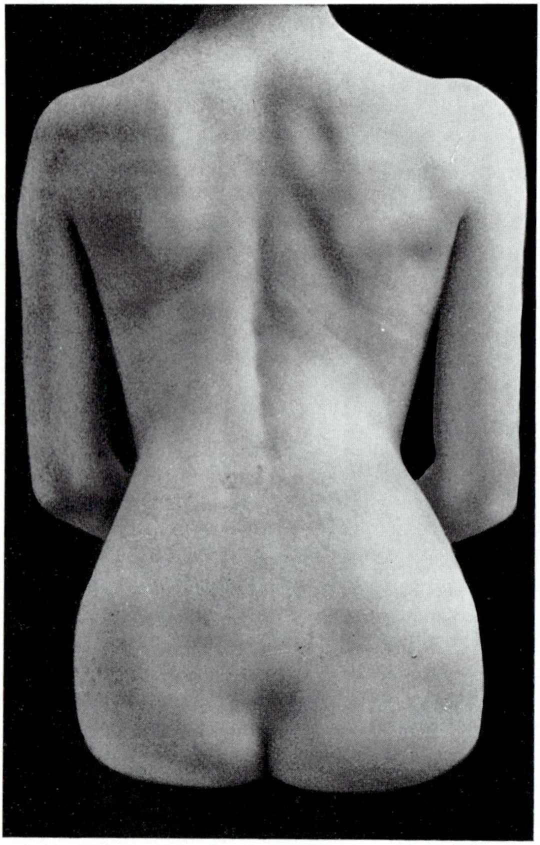

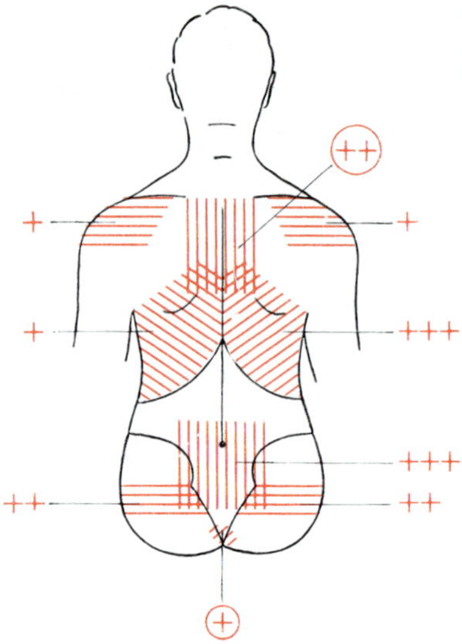

Abb. 5

Keine Beschwerden, BgZ also stumm.

Armzone: Angedeutete (+) flächige Einziehung über beiden Schulterblättern.
Nächtliche Paraesthesien der Hände und Arme.

II. Tastung der Bindegewebszonen

Der Gewebstastbefund ist die Grundlage der Behandlung mit BgM und wird *vor Beginn der ersten Behandlung* sorgfältig festgestellt. Auch in der *Sprechstunde des Arztes* gewinnt die Feststellung der BgZ in den letzten Jahren immer größeres Interesse. Besonders geeignet dazu ist die *flächige Bindegewebstastung*. Sie ist *technisch leicht* zu erlernen, benötigt *keinen großen Zeitaufwand* und vermittelt ein *sicheres Bild* der Bindegewebsspannungen in der tiefen Verschiebeschicht. Der Vorteil der flächigen Tastung der BgZ[1]) liegt darin, daß hierbei keine unerwünschten

[1]) Die Erfassung der BgZ hat nicht die Bedeutung einer klinischen, sondern einer neurotopischen Diagnostik.

vegetativen Reaktionen[1]) auftreten, die bei dem paravertebralen Längsgang, der in den ersten Jahren der Entwicklung der Methode zur Feststellung der BgZ als sog. »diagnostischer Strich« angewandt wurde, nicht selten als allgemeine Kollapsgefühle und andere Störungen wie Atembeklemmungen, Herzdruckgefühle u. dgl. mehr ausgelöst wurden[2]). Solche sind in dem Behandlungsbeispiel S. 30 dargestellt.

Wer sich vor Erlernung der BgM als flächige und Strichtechnik mit anderen Massagemethoden beschäftigt hat, muß sich bei der *Bindegewebstastung vollständig umstellen.* Der Grund liegt darin, daß bei der Bindegewebstastung und bei der Ausführung der BgM das gewebliche »Stoffgefühl« von untergeordneter Bedeutung ist im Gegensatz zu jeder anderen Gewebstastung oder Massage, bei der die Konsistenz der Gewebe erfaßt und beurteilt und entsprechend behandelt werden muß:

die *Haut* wird auf ihren Turgor, ihren Flüssigkeitsgehalt usw. geprüft,
die *Unterhaut* bei rheumatischen Erkrankungen auf rheumatische Knötchen durchtastet,
die *Muskeln* werden knetend geprüft, ob ihre Spannung erhöht, herabgesetzt oder unausgeglichen ist, ob Muskelhärten eingelagert sind und ob es sich bei diesen um hypertonische Stränge, Myogelosen oder um ein Mischbild handelt,
das *Periost* wird auf Auftreibungen usw. hin untersucht.

Bei der Bindegewebstastung handelt es sich ausschließlich um die Verschiebung der Bindegewebsschichten, die unabhängig von der weicheren oder härteren Konsistenz des Unterhautgewebes durchzuführen ist. Die Konsistenz des Unterhautgewebes ist lediglich für die Beurteilung der Spannungsbildung wichtig; bei weichem, flüssigkeitsarmem Unterhautgewebe bleibt auch bei starker Spannung noch eine Verschiebung möglich, bei flüssigkeitsreichem, härterem Unterhautgewebe ist oft schon bei mäßiger Zonenbildung die Verschiebbarkeit verringert.

Die Durchtastung wird folgendermaßen ausgeführt:

a) durch flächiges Verschieben:

Die Finger beider Hände werden in Beugehaltung auf sich entsprechenden Stellen auf der rechten und linken Seite fest aufgesetzt und die Unterhaut in kleinen Schüben, deren Ausmaß abhängig ist von der Spannung zwischen Unterhaut und Körperfaszie, hin- und hergeschoben:
vom Gesäß zum Kreuzbeinrand hin (Untersuchung auf Blasenzone, Verstopfungszonen, arterielle Gefäßzone der Beine),
von den Hüften zu den Iliosakralgelenken hin (Untersuchung auf Venen-Lymphzonen, Genitalzone),
von den Hüften senkrecht zum Beckenkamm hin (Untersuchung auf Venen-Lymphzonen, arterielle Gefäßzonen der Beine),
auf dem Kreuzbein von unten nach oben (Blasenzone, unterste Kopfzone, Menseszone),
über den unteren Rückenabschnitten links und rechts der Wirbelsäule von unten nach oben (Nieren- und Darmzonen),

---

[1]) Scheidt schreibt, daß es »diagnostisch« nicht zweckmäßig ist, mit derberen und länger dauernden Reizen (wie bei der Massage) zu arbeiten, weil man dann nicht weiß, was durch vorher schon bestehende synneurische Störungen verursacht ist (welche diagnostiziert werden sollen) und wieviel durch die Art der Hautbearbeitung hervorgerufen wird.

[2]) In diesen Fällen ist die Störung nach Scheidt von der Intermediärzone in das Seitenhorn verschoben worden (Seite 36).

zwischen den Schulterblättern von unten nach oben (links Herz- und Magenzone, rechts Leber-Gallenzone, beiderseits Lungen- und Bronchialzonen sowie Kopfzone),
auf den Schulterblättern von unten nach oben (Armzonen, links evt. auch Magenzone),
über dem Nacken (Kopfzone).

b) durch die Hautfaltenmethode:

An zwei sich genau entsprechenden Stellen *über der rechten und linken Brustkorbseite* etwa über dem lateralen Rand des Erector trunci wird mit Daumen und Zeigefinger (Daumen unten, Zeigefinger oben) eine Hautfalte parallel den Rippen gefaßt bzw. zu fassen versucht und *im rechten Winkel* (nicht schräg nach innen oder außen) *von der Körperfaszie elastisch weggezogen.* Die Hautfalte muß so tief gefaßt werden, daß das Wegziehen in der Verschiebeschicht *zwischen Unterhaut und Körperfaszie* erfolgt. Bei stärkerer Verhaftung gelingt das Fassen der Hautfalte weniger gut, oft gar nicht, das Wegziehen ist weniger ausgiebig oder überhaupt nicht möglich. (Über der rechten Brustkorbseite werden die Leber-Gallenzonen und die Dünndarmzonen, links die Herz- und Magenzonen geprüft).

Auch *auf den Schulterblättern* kann die Hautfaltenmethode angewandt werden.

Es ist technisch wichtig, daß die Hautfalte *nicht zwischen den Fingern gepreßt* wird, wodurch nicht die BgZ, sondern die Hautzonen auf ihre Empfindlichkeit gegen Druck untersucht würden (s. S. 3). *Zur Untersuchung der BgZ ist nur das elastische Wegziehen der sanft, aber fest gefaßten Hautfalte wichtig.*

Die Abb. 6 veranschaulicht die Gewebsbezirke und Verschieberichtungen sowie die für die Hautfaltenmethode geeigneten Stellen.

Die Abb. 7, 8 und 9 zeigen die zweckmäßige Handhabung für das Verschieben der Unterhaut.

Die BgZ können durch das flächige Verschieben der Unterhaut gegen die Faszie und die Hautfaltenmethode recht zuverlässig festgestellt werden. Der Arzt erfährt durch den Tastbefund entweder eine Unterstützung seiner bisherigen klinischen Diagnose oder bekommt durch die Feststellung unerwarteter BgZ Hinweise für eine andere Ursache der Beschwerden. Dafür als Beispiel:

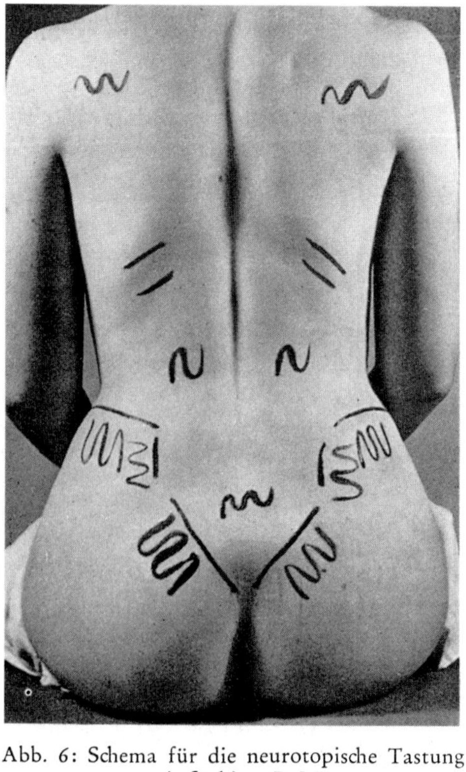

Abb. 6: Schema für die neurotopische Tastung mit flächiger BgM

7 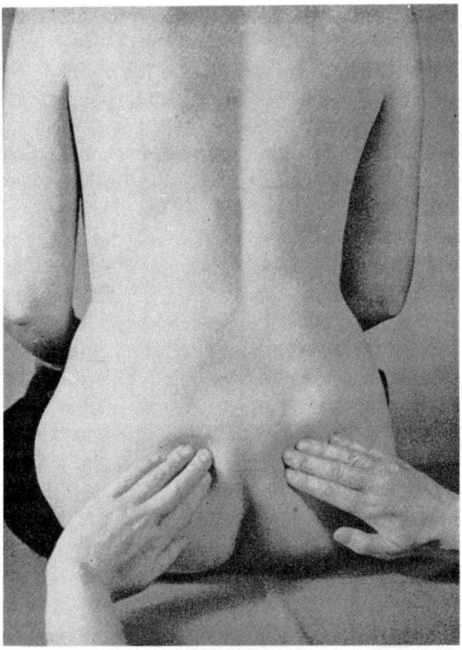

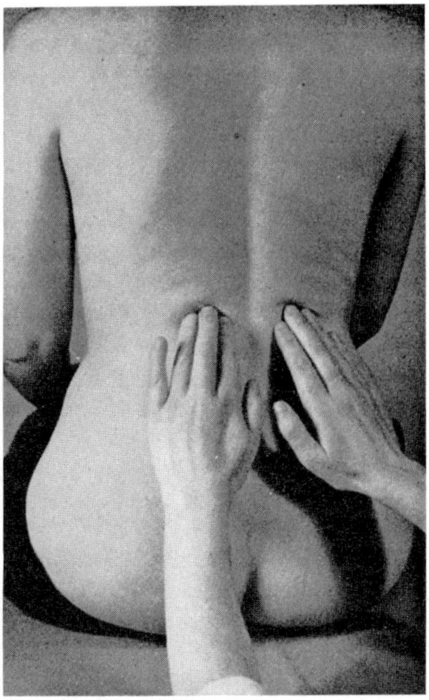 8

9 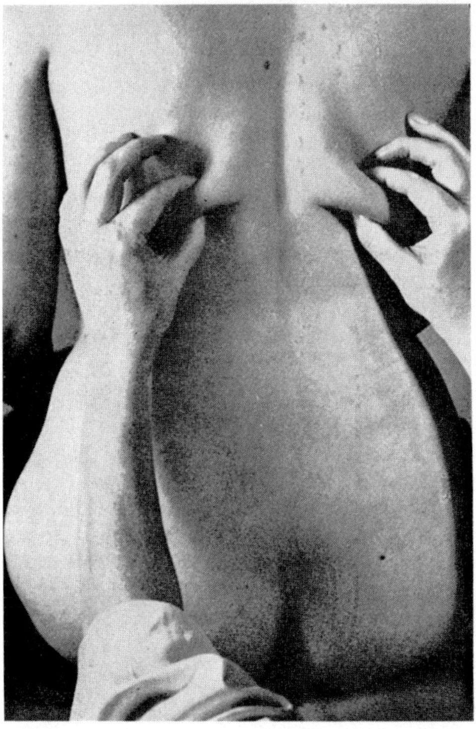

Abb. 7 (oben links): Verschieben der Unterhaut vom Gesäß zum Kreuzbein hin. — Abb. 8 (oben rechts): Verschieben der Unterhaut links und rechts der Wirbelsäule von unten nach oben. — Abb. 9 (links nebenan): Fassen der Hautfalte über dem Brustkorb.

Ein Patient wurde längere Zeit hindurch wegen Magenstörungen, für die ein klinischer Hintergrund nicht gefunden werden konnte, erfolglos behandelt. Bei der Durchtastung fanden sich sehr deutliche Leber-Gallenzonen. Obwohl der Patient keine Beschwerden hatte, die auf das Leber- Gallensystem hinwiesen, wurde die weitere Behandlung entsprechend umgestellt mit dem Ergebnis, daß die Magenbeschwerden rasch verschwanden.

Die Krankengymnastin, die vor Beginn einer verordneten BgM den Gewebstastbefund feststellt, verschafft sich dadurch die Grundlage für den erfolgreichen Aufbau ihrer BgM und kann die Veränderung der BgZ und damit die Wirkung ihrer Behandlung verfolgen und diese gegebenenfalls umstellen.

Bei akuten Krankheiten und Störungen kommt in der Regel eine BgM nicht in Betracht, so daß die Feststellung etwaiger BgZ entfällt. Hier bilden sich die BgZ vorwiegend in der hautnahen Verschiebeschicht aus und können nur durch die Strichtechnik in ihrer subtilsten Form, der *Hauttechnik* (siehe S. 88), festgestellt werden.

Die Bedeutung der Bindegewebszonen

Die BgZ wurden sehr bald in ihrer Organbeziehung klar erarbeitet, so daß ihre neurovegetative Bedeutung (im Sinne der Organzugehörigkeit) heute gesichert ist. Um die Problematik ihrer Bedeutung bei Krankheiten, Störungen und Beschwerden verständlich zu machen und falsche Vorstellungen zu verhüten bzw. zu beseitigen, muß kurz auf die Forschung seit 1938 eingegangen werden.

Die BgM wurde zunächst bei Kranken mit klaren klinischen Krankheitsbildern und bestimmten Störungen und Beschwerden angewandt. Hierbei wurden die Technik und Therapie erarbeitet und die Zonenbildung und ihre Bedeutung studiert. Im Laufe der Jahre wurden folgende Beobachtungen gemacht:

1. Bei Kranken mit bestimmten Erkrankungen, Störungen und Beschwerden waren die BgZ immer in der erwarteten Weise vorhanden. Unter der BgM ließ die Spannung mehr oder weniger rasch nach, und die Einziehungen und Quellungen verringerten sich. Hand in Hand damit ging die Besserung des Krankheitszustandes. Wir hatten daher in den ersten Jahren die Vorstellung, daß die BgZ wie die Hautzonen mit der jeweiligen Krankheit entstehen und mit dem Gesundwerden verschwinden würden, daß aber durch die BgM die Gesundung wesentlich beschleunigt und das Bestehenbleiben von Störungen und Beschwerden durch die Beseitigung der BgZ verhindert werden könnte, wie das von den Muskelzonen in eindrucksvoller Weise bekannt war. Die Erfahrungen mit der BgM ergaben jedoch, daß diese Vorstellung nicht richtig war: *die Spannungen wurden zwar mit der Wiederherstellung der Gesundheit und dem Verschwinden der Störungen und Beschwerden geringer und ebenso die Formänderungen in der Körperdecke, aber angedeutet blieben die BgZ oft bestehen.*

2. In vielen Fällen ließen die Störungen und Beschwerden, die der Anlaß zur BgM gewesen waren, rasch nach und verschwanden oft auch ganz, während der Zonenbefund sich nicht in der entsprechenden Weise besserte. Bei einer Reihe von Krankheitsbildern, die eine Neigung zu Störungen und Beschwerden mehr oder weniger lange oder überhaupt behielten, war das verständlich, z. B. bei Herzmuskelschädigungen, koronaren Durchblutungsstörungen, Bronchiektasen, Asthma, Magengeschwüren u. dgl. m. Wir waren damals der Meinung, daß mit der voll-

ständigen Beseitigung der Zonen auch die Gefahr von Rückfällen und neuen Beschwerden beseitigt würde, wie das von Muskelzonen bekannt war. Das war aber nicht der Fall: *häufig erreichten wir durch die BgM langjährige und auch dauernde Beschwerdefreiheit, obwohl die BgZ weiterhin deutlich vorhanden waren.*

3. Wir fanden bei Kranken, die wegen bestimmter Beschwerden zur Behandlung kamen, häufig *nicht nur die jeweiligen BgZ, sondern daneben weitere klinisch stumme Zonen.* Die Befragung hat oft ergeben, daß die den stummen Zonen entsprechenden Krankheiten früher durchgemacht worden waren oder eine Neigung zu funktionellen Störungen bestand. Hierfür ein Beispiel:

Ein Patient wurde wegen Herzbeschwerden bei Myokardschädigung zur BgM geschickt. Ursache der Erkrankung waren vereiterte Tonsillen, die entfernt worden waren. Der Gewebstastbefund ergab außer den sehr deutlichen Herzzonen ebenso deutliche Leber-Gallenzonen sowie eine Verstopfungszone. Der Patient gab eine intensive Abneigung gegen fette Speisen an, bevorzugte Butter, hatte aber nie eine Lebererkrankung durchgemacht. Verstopfung hatte in früheren Jahren bestanden, jetzt aber nicht mehr.

4. Im Laufe der Jahre wurden *bei zahlreichen klinisch gesunden Menschen die Bindegewebsspannungen untersucht und in der Regel BgZ festgestellt,* in vielen Fällen ohne die geringsten Störungen oder Beschwerden. Was bedeuten hier die BgZ?

In vorsichtiger Weise wurde nach *Zusammenhängen* zwischen den klinisch stummen BgZ und der zugehörigen Organfunktion gefragt:

bei einer *Blasenzone* nach früheren Blasenentzündungen, Reizempfindlichkeit der Blase bei Abkühlung, oder nach den bekannten *Begleiterscheinungen* wie kalten Füßen (bis zum Knie), vermehrtem Wasserlassen bei kalten Füßen usw.,

bei einer *Verstopfungszone* nach der Neigung zu Verstopfung, bei Frauen immer charakteristisch vor der Periode, auf Reisen, bei Erwartungsspannung usw.,

bei einer *Venen-Lymphzone* nach Krampfadern, Neigung zu abendlichen Knöchelschwellungen, müden schweren Beinen, nächtlichen Paraesthesien, Fuß- und Wadenkrämpfen, früheren Verletzungen des jeweiligen Beines usw.,

bei einer *Menseszone* nach Schmerzen bei der Periode, Blutungsdauer usw.,

bei einer *Darmzone* nach Durchfällen bei Diätbelastung, seelischen Spannungen, Examensangst usw.,

bei einer *Leber-Gallenzone* nach den Eßgewohnheiten, Bevorzugung von Butter, Abneigung gegen fettes Schweinefleisch, Hülsenfrüchte, Druck- und Völlegefühl im Oberbauch usw.,

bei einer *Herz- und Magenzone* nach der Schlaflage, weil oft Herzunruhe und Atembeklemmung beim Liegen auf der linken Seite angegeben wird, nach den Eßgewohnheiten und eventuellen Druckgefühlen im Magen nüchtern oder nach dem Essen, Magenschmerzen usw.,

bei einer *Hypomenorrhoezone* nach der Menarche, den Intervallen, längerem Aussetzen z. B. auf Reisen, Blutungsdauer usw.,

bei einer *Kopfzone* (zwischen den Schulterblättern) nach der Neigung zu Kopfschmerzen, Schlafstörungen, Konzentrationsschwäche, früher durchgemachten Kopftraumen usw.,

bei einer *Armzone* nach nächtlichen Paraesthesien, dicken Fingern morgens beim Aufwachen, kalten Händen usw.

Die Fragen müssen im Sinne eines alltäglichen Gesprächs unverfänglich gestellt werden. Das muß bei der Feststellung des Gewebstastbefundes beachtet werden. Labile Menschen werden durch ungeschickte Fragen gar zu leicht unsicher und bereit zu neuen Beschwerden. Die Fragen dürfen auch nicht suggestiv sein; immerhin ist es ja in der Regel nicht auffallend, wenn nach kalten Füßen oder regelmäßiger Verdauung oder Eßgewohnheiten oder der Schlaflage gefragt wird! Keinesfalls darf es vorkommen, daß der befragte Patient am anderen Tag zu seinem Arzt geht und sagt, daß die Krankengymnastin eine Leberstörung usw. festgestellt habe!

In zahlreichen Fällen waren die enstprechenden Krankheiten früher durchgemacht worden, oft bestand auch nur eine *Neigung zu funktionellen Störungen.* Bei jüngeren Menschen waren die Ergebnisse der Befragung auch negativ: weder waren die entsprechenden Krankheiten durchgemacht worden noch irgendwelche Störungen oder Beschwerden vorhanden. In diesen Fällen wurde aber gelegentlich spontan berichtet, daß die Mutter nur Butter essen wolle, weil sie an Gallensteinen leide, der Vater nicht mehr rauchen dürfe, weil er Herzbeschwerden habe, eine Großmutter ein Magenleiden hätte, u. dgl. m. Bei den Untersuchten selbst aber waren die gefundenen Zonen stumm. – Manche der Untersuchten habe ich nach Jahren wiedergesehen und erfahren, daß die seinerzeit vorsichtig erfragten Störungen oder Beschwerden inzwischen aufgetreten waren.

Die mitgeteilten Beobachtungen lassen sich folgendermaßen zusammenfassen:

a) die zu dem jeweiligen Krankheitsbild gehörenden BgZ waren in der erwarteten Weise vorhanden und andere BgZ nicht festzustellen;

b) die zu dem jeweiligen Krankheitsbild gehörenden BgZ waren in der erwarteten Weise vorhanden, darüber hinaus jedoch noch weitere stumme BgZ festzustellen;

c) die zu dem jeweiligen Krankheitsbild gehörenden BgZ waren nur angedeutet vorhanden, dagegen andere nicht in direkter Beziehung zu den Beschwerden stehende BgZ sehr deutlich sicht- und tastbar, aber klinisch stumm;

d) bei klinisch gesunden Menschen fanden sich oft BgZ, die vor allem bei älteren Menschen mit einer mehr oder weniger starken Störbarkeit der zugeordneten Organe (ohne und mit früher durchgemachten Krankheiten) *verbunden waren. Bei jungen Menschen waren auch bei sehr deutlichen BgZ oft keine Störungen oder Beschwerden vorhanden.*

Es ergibt sich aus diesen Beobachtungen, daß BgZ auch unabhängig von Erkrankungen, Störungen oder Beschwerden vorhanden sein können. *Der Bindegewebstastbefund muß daher als Ausdruck der Disposition aufgefaßt werden.* Wie die leptosome und pyknische Konstitution erfahrungsgemäß eine Neigung zu bestimmten Störungen und Beschwerden hat, so lassen die BgZ die entsprechende Anlage der inneren Organe und des Gefäßsystems erkennen. Auf der Grundlage dieser Auffassung der BgZ ist es verständlich und keineswegs überraschend, wenn bei einer Erkrankung oder bestimmten Beschwerden nicht nur die jeweiligen BgZ, sondern noch weitere, u. U. stärker ausgebildete, aber stumme Zonen festgestellt werden. Diese stummen Zonen sind bei der Durchführung *der BgM vielfach von besonderer Bedeutung* (siehe S. 19), *stehen doch die BgZ nicht nur mit bestimmten Organen, sondern auch untereinander in nervös-reflektorischer Beziehung!* Sie verhalten sich damit gleich wie die inneren Organe, deren viszero-viszerale Reflexe gut bekannt sind. Man kann aus dem Tastbild *nicht* entnehmen, welche BgZ bei den Störungen und Beschwerden hauptsächlich wirksam sind. Auch bei bestimmten Beschwerden sind nicht immer die zugehörigen BgZ entscheidend, diese können von anderen BgZ aus gestört werden. Die *neurotopischen und therapeutischen Zonen*[1]) *fallen daher vor allem in den ersten Behandlungen mit BgM, oft aber dauernd auseinander.* Hierauf wird bei der Besprechung der Therapie ausführlich eingegangen.

---

[1]) Siehe Seite 21.

Reaktionen bei der Bindegewebsmassage

Die Bindegewebszonen, die wie die Haut- und Muskelzonen bei den verschiedensten Erkrankungen in der gleichen Weise, nur in unterschiedlicher Stärke auftreten, können dem Untersucher niemals einen Hinweis auf die Art der Erkrankung, sondern lediglich auf den Ort der Erkrankung oder Störung geben. In entsprechender Weise gilt das auch für die therapeutischen Einwirkungen auf die Reflexzonen, die nicht die Erkrankung, sondern das vegetativ gestörte Organ beeinflussen. *Wie die BgZ also bei allen Arten von Erkrankungen und Störungen immer in der gleichen Weise, nur mit unterschiedlicher Stärke auftreten, so sind auch die Reaktionen der BgM bei den verschiedensten Erkrankungen und Störungen gleichartig, nur in Dauer und Intensität verschieden:* je stärker Störungen und Beschwerden und je ausgeprägter die BgZ sind, desto stärker sind die nervös-reflektorischen Reaktionen der BgM. Der Art nach, wie sie in Erscheinung treten, können sie in 3 Gruppen gegliedert werden:

die *Gefühle des Patienten bei der Behandlung,*
die *objektiv feststellbaren Hautreaktionen,*
die *Auswirkungen auf Organe und Gefäße.*

Durch diese Gliederung wird zwar der komplexe Zusammenhang der Reaktionen der BgM zerlegt, aber die Darstellung und das Verständnis erleichtert.

I. Die Gefühle des Patienten bei der BgM

Bei dem ziehenden Streichen in erhöht gespanntem Gewebe fühlt der Patient ein eigentümliches *»Schneiden«*[2]) oder *»Ritzen«*, gelegentlich auch ein schmerzhaftes Stechen oder Brennen. Das *Schneidegefühl* ist hell und klar und *für die BgM in erhöht gespanntem Gewebe charakteristisch.* Es ist nicht Folge einer mechanischen Verletzung im Gewebe[3]), sondern besagt, daß der Zug im Gewebe in der therapeutisch wirksamen Weise ausgeführt worden ist, wodurch die nervös-reflektorischen Reaktionen ausgelöst werden. Bei richtiger Technik und Reaktion ist ausschließlich

---

[1]) W. SCHEIDT schreibt dazu in seinen Ausführungen zu »Die Bindegewebsmassage nach LEUBE-DICKE im Spiegel der Leitwerklehre« 1953: . . . »daß die Tafeln von LEUBE-DICKE diejenigen Hautfelder angeben, in denen bei den betreffenden Krankheiten veränderte Gewebsspannungen gefunden werden, daß diese Hautfelder aber nicht diejenigen sind, welche ein für alle Mal am meisten und zuerst massiert werden sollen. Es sind gewissermaßen ›diagnostische‹ Tafeln. ›Therapeutische‹ Tafeln, welche die jeweils mit größtem Erfolg massierten Hautfelder und die Reihenfolge der Massagen angeben würden, gäben also ein anderes Bild.«

[2]) Als ich 1938 Frau DICKE kennenlernte und sie mir von ihrer neuen Massagemethode berichtete, charakterisierte sie diese mit den Worten: »Ich zerschneide das Bindegewebe.«.

[3]) HELMRICH faßt das Schneidegefühl als Folge des mechanischen Zuges im Bindegewebe auf. Er schreibt: »Könnte man das, was hierbei im Bindegewebe vor sich geht, mit dem Mikroskop verfolgen, so würde man sehen, daß jene Fasern, welche über das normale Maß die Haut festhalten, schließlich eine nach der anderen abreißen; es gibt also Punkt für Punkt kleinste Lösungen und Zerreißungen in jenem Gewebe, durch welches die Haut mit ihrer Unterlage haftet. So wird auch verständlich, daß bei einer derartigen Behandlung der Patient ein leichteres oder stärkeres ›schneidendes Schmerzempfinden‹ äußert.« – Bei dieser Auffassung wäre die BgM keine Neuraltherapie.

das *Schneidegefühl* vorhanden, der Patient fühlt den bei der Verschiebung sehr gespannter Zonen aufzuwendenden Druck nicht. Das *Schneiden* wird nicht oberflächlich in der Haut, wie beim Kratzen mit den Fingernägeln, sondern tief innen im Gewebe gefühlt.

Der therapeutische Zug der BgM kann, was das *Schneiden* betrifft, auch so ausgeführt werden, daß dieses eben nicht mehr gefühlt wird, die nervös-reflektorischen Wirkungen aber dennoch eintreten. Der Zug im Gewebe wird in diesem Fall etwas geringer ausgeführt. Für den Behandler entsteht bei dieser »unterschwelligen« Technik auch bei großer Tasterfahrung eine erhebliche Unsicherheit, ob auch wirklich der therapeutische Zug oder lediglich eine Fingerkuppenstreichung ausgeführt wird. Es ist daher immer wieder durch intensiveres Ziehen mit leichtem *Schneidegefühl* zu kontrollieren, ob das Ziehen als solches richtig und lediglich unterschwellig ausgeführt wird. Bei empfindlichen Patienten kann die »unterschwellige« Technik gelegentlich angezeigt sein, obwohl in der Regel das *Schneiden* nicht als besonders schmerzhaft oder gar unerträglich bezeichnet wird. Manche Patienten bezeichnen es sogar als »Wohl-Weh«.

Im allgemeinen ist *die Regel aufzustellen, daß die BgM in erhöht gespanntem Gewebe mit dem Schneidegefühl verbunden sein muß.* Es ist wichtig, daß der Patient weiß, daß das *Schneiden* als Folge der durch die BgM bewirkten nervös-reflektorischen Vorgänge zur Beeinflussung und Beseitigung seiner Beschwerden notwendig ist. Oft sagt der Patient auf die Frage, ob er bei der BgM etwas fühle oder ob ihm etwas unangenehm sei: »nein«. Fragt der Behandler weiter, ob er nicht den Eindruck habe, daß er mit dem Fingernagel bearbeitet würde, so kommt häufig die erstaunte Gegenfrage: »Ja, ist das denn nicht der Fall?« Es ist in der Regel leicht zu beweisen, daß es nicht der Fingernagel ist (selbstverständlich müssen die Fingernägel bei der BgM sehr kurz gehalten sein), wenn mit der gleichen Methode in nicht erhöht gespannten Zonen gezogen und dabei nur Streichen gefühlt wird.

Ein eleganterer und sehr sicherer Beweis, daß das «Schneiden» nicht durch den Fingernagel, sondern *durch Ziehen* ausgelöst wird, ist bei der Unterhauttechnik folgender: der Behandler setzt an irgendeiner Stelle, z. B. am Tractus iliotibialis die Finger an – der Patient fühlt kein Schneiden – und läßt nun den therapeutischen Zug dadurch machen, daß der Patient selbst den Oberschenkel kräftig anspannt: sofortiges, sehr scharfes Schneiden. In diesem Fall wirkt die *Muskelspannung als Zugreiz.*

Durch rascheres und langsameres Ziehen ist das Schneidegefühl zu beeinflussen: *bei raschem Ziehen ist es stärker, bei langsamem Ziehen geringer.* Rasches Ziehen in mäßig gespannten BgZ löst u. U. wesentlich stärkeres *Schneidegefühl* aus als langsames Ziehen in sehr gespannten Zonen. Daraus ergibt sich, daß das *Schneidegefühl immer gut erträglich gestaltet* werden kann. Die BgM darf für den Patienten nie so unangenehm sein, daß er seinen Arzt um das Absetzen der Methode bittet! Läßt in der einzelnen BgM und im Laufe der gesamten Behandlungen die Gewebsspannung nach, so verringert sich bei der gleichen Technik das *Schneiden* und verschwindet ganz. Der Patient fragt dann erstaunt, ob man müde sei, weil es nicht schneide.

An Stelle des Schneidens kann bei der gleichen Gewebsspannung[1]) und der gleichen Technik auch *dumpfes Druckgefühl* ausgelöst werden. Dieses hat nichts mit

[1]) Die Angabe von Helmrich, daß das dumpfe Druckgefühl nur bei der von Wünsche als »weiche Schwellung« bezeichneten Konsistenz der Haut auftreten soll, kann ich nicht bestätigen.

dem aufgewandten Druck zu tun, der ja beim *Schneidegefühl* der gleiche ist, sondern beruht auf einer *falschen nervös-reflektorischen Reaktion.* Arbeitet man in solchen Gewebsabschnitten weiter in der Erwartung, daß schließlich doch das *Schneidegefühl* käme, so wird man enttäuscht: das dumpfe Druckgefühl *steigert* sich u. U. bis zur Unerträglichkeit. Es ist immer wieder interessant zu beobachten, daß die Patienten beim Auftreten des dumpfen Druckgefühls eine spontane Ausweichbewegung machen mit der Bemerkung: »Das tut aber sehr weh!« Auch bei starkem *Schneidegefühl* wird dagegen nur selten einmal eine Ausweichbewegung oder die Bemerkung, es tue weh, gemacht.

Das *Schneidegefühl ist umschrieben* und *genau zu lokalisieren* und *verschwindet spontan mit dem Wegnehmen des therapeutischen Zugs.* Das dumpfe *Druckgefühl* ist *nicht genau zu lokalisieren, diffus, erinnert an einen tief im Gewebe liegenden Bluterguß und klingt nach dem Wegnehmen des Zugs mehr oder weniger lange nach. Bei der Entwicklung der BgM wurde bald erkannt, daß die Weiterarbeit an solchen Stellen ergebnislos, ja ungünstig ist.* Beim Suchen nach der richtigen Reaktion hat sich ergeben, daß die hautnahen BgZ durch die Bearbeitung kaudal liegender Gewebsabschnitte, die fasziennahen Zonen vor allem durch die Bearbeitung bestimmter *Reaktionspunkte im Bereich der Faszien und Gefäße* zur richtigen nervösreflektorischen Schaltung gebracht werden können. Diese Tatsache beweist m. E. die *neurale Bedingtheit* der beschriebenen Behandlungsgefühle der Patienten. Bei der Therapie wird auf diese Reaktionen eingegangen.

Gelegentlich tritt weder das klare und gut zu beschreibende Schneiden noch der tief im Gewebe gefühlte dumpfe Druck, sondern ein *Mischgefühl von Schneiden und Drücken* auf: dieses ist immer anzunehmen, wenn der Patient auf die Frage, ob es schneide oder drücke, nicht spontan antwortet. Es ist merkwürdig, daß jedes Gefühl, das in die Richtung des dumpfen Druckes geht, schwer zu beschreiben ist. Das gilt auch für Ärzte und Krankengymnastinnen als Patienten! Das *Mischgefühl ist wie der dumpfe Druck als Fehlreaktion zu werten* und in gleicher Weise wie bei diesem die Umschaltung zu suchen.

Neben diesen Reaktionen im Bereich der behandelten Gewebsabschnitte treten häufig in fernliegenden Bezirken sowie in inneren Organen *Irritierungen* auf:

1. *in der Körperdecke* als Lufthauch, Mückenstich, Juckreiz, Muskelspannung,
2. *in den inneren Organen* als Herzbeklemmung, Atemnot, Magen- und Bauchbeschwerden, Blasendruck, Gefühl, als ob die Periode käme, dumpfer Kopfdruck und dergleichen mehr.

Diese Gefühle und Störungen treten *spontan* auf. In der Körperdecke sind sie oft so flüchtig, daß der Patient sie als solche kaum wahrnimmt. Er streicht sich unbewußt über eine irritierte Hautstelle oder macht eine spontane Abwehrbewegung und ist erstaunt, wenn der Behandler fragt, ob er irgend etwas an dieser Stelle gespürt habe. Die Irritierungen können aber auch einen unwiderstehlichen Juckreiz auslösen, der zu intensivem Reiben und Kratzen zwingt. Über eventuelle Organgefühle äußert sich der Patient meistens nicht von selbst. Das ist nur der Fall, wenn es sich um solche Beschwerden oder Störungen handelt, zu deren Beseitigung die BgM verordnet worden ist. Um zu erfahren, ob z. B. Kopfschmerzen oder andere Störungen auftreten, fragt der Behandler am besten nach dem allgemeinen Wohlgefühl und bittet, alle vielleicht auftretenten »Organgefühle« mitzuteilen.

Beide Störungsarten verschwinden oft ohne Zutun des Behandlers ebenso spontan wie sie gekommen sind. Gelegentlich aber können sie auch in unangenehmer und lästiger Weise den ganzen Tag über und länger bestehen bleiben, wenn ihre Beseitigung durch die BgM nicht gelungen ist. Darauf wird bei der Technik ausführlich eingegangen.

Die *Irritierungen in der Körperdecke* sind zu Beginn einer Behandlungskur sehr häufig und beruhen auf einer ausgedehnten Störung und Störbarkeit der BgZ, die in nervös-reflektorischem Zusammenhang miteinander stehen. Die *Irritierung von Organen* ist bei richtiger Technik und richtigem therapeutischem Ansatz der BgM in der Regel vermeidbar, sie beruht meistens auf *Behandlungsfehlern.* Wie die Erfahrung gelehrt hat, ist es wichtig, daß der Behandler *alle auftretenden Irritierungen beachtet* und diese, wenn sie spontan nicht rasch und völlig verschwinden, in die Behandlung einbezieht. Hierauf wird bei der Therapie eingegangen.

Außer dem Schneiden, dem dumpfen Druck und den Irritierungen in der Körperdecke und den inneren Organen und Gefäßen ist es ferner möglich, daß auch bei richtigem Ziehen in BgZ nur *Streichen gefühlt wird. Diese Nicht-Reaktion besagt, daß die nervös-reflektorische Schaltung durch die BgM nicht bewirkt wird.* Unserer bisherigen Erfahrung nach ist dieses Phänomen *nur bei peripheren angiospastischen Erkrankungen* zu beobachten. Die Spannung der BgZ ist bei diesem Krankheitsbild in der Regel außerordentlich stark, wodurch an die Technik der BgM besondere Anforderungen gestellt werden. Durch intensive BgM, auf deren Besonderheit bei der Therapie eingegangen wird, tritt in der Regel nach einer mehr oder weniger großen Zahl von Behandlungen das Schneiden ganz fein und leicht ein. Entwickelt sich das Krankheitsbild unter der BgM günstig, so steigert sich das *Schneiden* bis zu einer der Gewebsspannung entsprechenden Stärke. Ist diese Reaktion erreicht, so verringern sich wie bei allen anderen Krankheitsbildern und Beschwerden, sofern sie besserungsfähig sind, allmählich die Spannung der BgZ und das Schneidegefühl.

Zusammenfassend ist zu sagen:

1. Das *Schneidegefühl ist charakteristisch für die BgM und gilt als Ausdruck der richtigen nervös-reflektorischen Schaltung im vegetativen Nervensystem* (siehe S. 32 ff.). Es ist in seiner Stärke abhängig von der Gewebsspannung und vom Tempo des Ziehens. Mit nachlassender Spannung in den BgZ läßt es ebenfalls nach und verschwindet auch ganz. Es muß mit dem Wegnehmen des therapeutischen Zugs spontan verschwinden und darf kein Nachgefühl zurücklassen.

2. Das *dumpfe Druckgefühl ist Ausdruck der falschen nervös-reflektorischen Schaltung im vegetativen Nervensystem* und kann nicht durch die Fortsetzung der BgM an der betreffenden Stelle zur *Umschaltung gebracht* werden. Tritt die Fehlreaktion in hautnahen BgZ auf, so muß die Umschaltung von kaudal liegenden Zonen aus gesucht werden (siehe S. 91); die Fehlreaktion in der fasziennahen Verschiebeschicht wird durch das Anziehen bestimmter Reaktionspunkte umgestimmt (siehe S. 47 ff.).

3. Das *Mischgefühl* (teils Schneiden, teils Druck) muß ebenfalls als *nicht richtige nervös-reflektorische Reaktion* gewertet und in gleicher Weise wie der dumpfe Druck zur Umschaltung gebracht werden.

4. *Irritierungen* in Körperdecke, Organen und Gefäßen treten vor allem im Beginn einer Kur mit BgM auf und beruhen auf einer *Störbarkeit im vegetativen Nervensystem.* Die Organ- und Gefäßreaktionen während der BgM dagegen beruhen auf *falscher Technik und falscher Gestaltung* der Behandlung.

5. *Streichgefühl* bei der BgM in erhöht gespannten BgZ tritt nach den bisherigen Erfahrungen bei richtiger Technik und Therapie *nur bei angiospastischen Krankheitsbildern* zu Beginn der Behandlungskur auf. Es besagt, daß die nervös-reflek-

torische Umschaltung im vegetativen Nervensystem nach der parasympathischen Seite nicht bzw. noch nicht gelingt. Bei erfolgreicher BgM bzw. günstiger Reaktion der Erkrankung tritt allmählich das *Schneiden* ein. – Tritt bei anderen Krankheitsbildern in erhöht gespannten BgZ nur das Streichgefühl auf, so ist so gut wie immer die *Bindegewebstechnik falsch*. Bleibt auch bei richtigem, mehrmals kontrolliertem Ziehen weiterhin nur das Streichgefühl bestehen, so ist es als Fehlreaktion zu werten und wie beim dumpfen Druck zur Umschaltung zu bringen.

Nach der Beendigung der BgM soll der Patient *keinerlei Nachgefühle im Bereich der Haut* haben. Gelegentlich wird angegeben, daß der arbeitende Finger noch im Gewebe gefühlt würde, in der Regel ist dieses »Nacharbeiten im Gewebe« nach einigen Minuten verschwunden. Als *Folge einer falschen Technik* ist zu werten, wenn der Patient in der folgenden Nacht auf den behandelten Stellen nicht liegen kann und diese wie *»blaue Flecken«* spürt. Er berichtet dann meistens, daß er sich wie geprügelt vorgekommen sei; solche Reaktionen treten besonders leicht im Bereich der Iliosakralgelenke und des Kreuzbeins, gelegentlich auch über den Schulterblättern auf. Der technische Fehler liegt in unphysiologischem Druck bei der BgM.

II. Die Hautreaktionen

Bei der BgM in erhöht gespanntem Gewebe tritt zunächst eine *Hautrötung*[1]) (Dermographia rubra) auf: sofort nach dem ausgeführten Zug oder kurz nachher tritt eine langsam zunehmende Rötung ein. Bei mäßig gespannten BgZ entsteht ein klar begrenzter schmaler Strich entsprechend dem ausgeführten Zug, bei starker Spannung ein breiterer Strich mit zerfließenden Rändern, aus dem nach einiger Zeit der schmale dem ausgeführten Zug entsprechende Strich wird, die Rötung tritt vom zarten Hellrot bis zum tiefen Braunrot auf.

Aus der Hautrötung entwickelt sich bei starker Spannungserhöhung immer eine *Quaddelbildung* (Dermographia elevata), die in der Stärke sowie in der Dauer des Bestehenbleibens abhängig ist von der Spannung im Gewebe. Je stärker die Spannung ist, desto stärker tritt die Hautreaktion auf und desto länger bleibt sie be-

---

[1]) U. SCHNEIDER und W. SEELENTAG bringen in ihrer Arbeit »Zur diagnostischen Bedeutung der Hautgefäß- Reaktion nach Bindegewebsstrich« Bilder verschiedener Hautreaktionen und finden eine gesetzmäßige Beziehung zwischen Hautreaktion und Gewebstonus: in der Mehrzahl der Fälle ist die Reaktion nach der vasokonstriktiven bzw. -spastischen Seite verschoben. Verf. beschreiben die angewandte Technik folgendermaßen: »Alle im Bild vorgeführten Reaktionen sind das Ergebnis eines einmaligen auf beiden Körperseiten gleichzeitig mit den Kuppen des 3. oder 4. Fingers der rechten und linken Hand geführten Bindegewebsstrichs. Der beiderseits gleichmäßige Kraftaufwand an der gleichen Person, an verschiedenen Kranken und zu verschiedenen Zeiten fordert ein gutes Maß an Übung.« Es handelt sich hierbei also um die Feststellung der *reaktiven Hyperämie* nach mechanischer Streichung und nicht um den »diagnostischen Strich« nach E. DICKE, der niemals mit gleicher Kraft durchgezogen werden kann, sondern in erhöht gespannten Gewebsabschnitten, den BgZ, verlangsamt wird oder gar abgesetzt werden muß. Durch diesen wird die Verhaftung zwischen den Verschiebeschichten geprüft. Die Hautreaktion setzt sich aus mechanischen, neuralen und humoralen Faktoren zusammen und ist im Bereich der BgZ besonders stark. Der Gegensatz zwischen der bei dem mechanischen Streichen beobachteten vasokonstriktiven bzw. spastischen Reaktionen beruht lediglich auf der verschiedenen Technik des Ziehens.

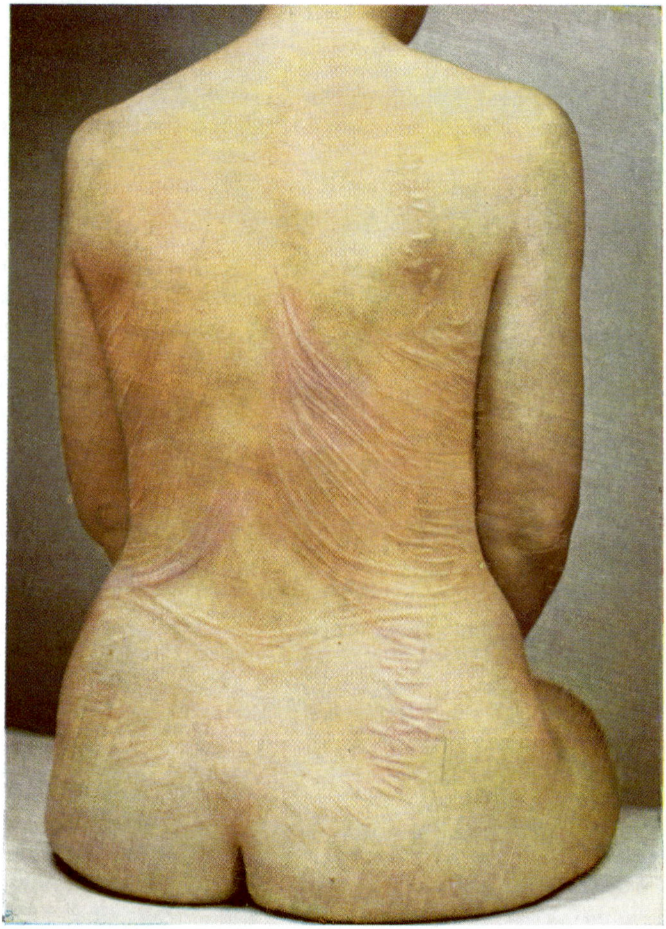

Abb. 10: Dermographia rubra und elevata nach BgM

stehen[1]). Nicht selten sind nach 12, 24, ja 36 Stunden nach der BgM noch Spuren der Hautreaktion zu sehen. Mit dem Nachlassen der Gewebsspannung verringern sich die Hautreaktionen ebenso wie das Schneidegefühl. Am Ende einer Behandlungskur sind die Hautreaktionen nur noch flüchtig auszulösen: Man sieht dann dem Rücken nicht an, daß er soeben eine intensive BgM erhalten hat! (Voraussetzung dazu ist, daß die Spannung der BgZ weitgehend normalisiert worden ist).

---

[1]) HARFF führt in seiner Studie »Zur Wirkungsweise der sog. Bigema« in der Krankengymnastik 1951/8 aus, daß die Reaktion auf einen Reiz, in dem Fall der BgM also einen mechanischen Reiz, durch die jeweilige vegetative Ausgangslage bestimmt wird.
Bei der Reizantwort, die eine komplexe Reaktion darstellt, die an anatomische Realitäten wie an anatomisch nicht faßbare Leistungen gebunden ist, sind die nervöse Substanz direkt und indirekt sowie Stromazellen beteiligt. Auf dieser Basis entsteht die Hautreaktion bei der BgM.

Die farbige Abbildung eines Rückens unmittelbar nach der BgM (mit Unterhauttechnik) zeigt die beschriebenen Hautreaktionen anschaulich (Abb. 10). Ich betone, daß diese Hautreaktionen keine Besonderheit sind, sondern in dieser Art bei vielen Patienten in den ersten 2 bis 4 Behandlungen auftreten; gelegentlich ist die Quaddelbildung noch stärker, in anderen Fällen auch geringer ausgebildet. Bei der Unterhauttechnik (siehe S. 47), die beim Erwachsenen vor allem in Frage kommt, *muß* diese Hautreaktion in den ersten Behandlungen erzielt werden. Tritt sie ungenügend ein, so ist die Behandlung zu kontrollieren.

Die einzige Ausnahme in der Entstehung und im Ablauf der Hautreaktionen bei der BgM machen wie beim Schneidegefühl *die peripheren spastischen Gefäßerkrankungen.* Die Hautreaktionen beginnen erst nach einer mehr oder weniger großen Zahl von Behandlungen, in der Regel gleichzeitig mit dem Einsetzen des Schneidegefühls. Zuerst entsteht durch einige Zeit hindurch ein *haarfeiner blaßroter Strich,* der nach einigen weiteren BgM stärker getönt wird. Bei günstig reagierenden Krankheitsbildern entwickelt sich dann allmählich eine *leichte Quaddelbildung.* Nach einer Sympathektomie dagegen beobachten wir die gleichen Hautreaktionen wie bei anderen Krankheitsbildern. Daraus geht hervor, daß die stofflichen Vorgänge im Gewebe nervös gesteuert und ebensowenig wie das Schneidegefühl mechanisch bedingt sind.

Bei der hautnahen BgM (Hauttechnik) ist der mechanische Reiz geringer und die neurale und stoffliche Reaktion anders:

die Hautrötung tritt im allgemeinen als feiner, mehr oder weniger stark getönter roter Strich auf, gelegentlich auch zuerst als weißer Strich (Dermographia alba), der allmählich rot wird. Bei akuten Krankheitsbildern ist der rote Strich zunächst breiter und zieht sich wie bei der Unterhauttechnik auf den ausgeführten Strich zusammen. Eine Quaddelbildung tritt nur angedeutet ein. Die Reaktionen bei der Hauttechnik sind auch schon bei den ersten BgM wesentlich flüchtiger als bei der Unterhauttechnik.

Eine Hautreaktion, die *nicht während, sondern 8–10–24 Stunden nach der Behandlung* eintreten kann, muß noch besprochen werden. Wie die Abb. 11 zeigt, können erhebliche *Blutungen im Gewebe* auftreten. Das ist besonders der Fall bei sog. rheumatoidem Gewebe. Diese Patienten berichten oft, daß sie bei jedem geringen Druck oder Stoß »blaue Flecken« bekämen. Als Reaktion nach der BgM sieht man die Blutungen im Gewebe *nur nach* den ersten 2 bis 4 Behandlungen. Bei rheumatoidem Gewebe ist offenbar die neurale und stoffliche Veränderung in den BgZ mit einer besonderen *Gefäßdurchlässigkeit* verbunden. In den weiteren Behandlungen tritt auch bei noch so intensiver Technik keine Blutung im Gewebe mehr auf. *Der Patient fühlt diese durch die BgM ausgelösten Gewebsblutungen nicht.* Er sieht sie abends beim Auskleiden und wundert sich meistens sehr, daß er im Gegensatz zu sonstigen »blauen Flecken« beim Daraufdrücken und Daraufliegen in der Nacht gar nichts davon spürt. *Fühlt er die Gewebsblutung als blauen Fleck wie sonst nach Druck oder Stoß, so ist die BgM technisch falsch,* d. h. nicht mit dem therapeutischen Zug, sondern mit quetschendem Druck ausgeführt worden. Patienten mit rheumatoidem Gewebe werden vor der BgM zweckmäßigerweise darauf hingewiesen, daß sie möglicherweise kleinere oder größere Gewebsblutungen bekommen können, daß diese aber nur in den ersten Behandlungen auftreten und abhängig sind von der Spannung in den BgZ. Sind besonders ausgedehnte Gewebsblutungen eingetreten, so muß der zuweisende Arzt verständigt werden, damit dieser darin keinen Kunstfehler der BgM sieht und sie absetzt. Die Behandlung kann auch im Bereich der Gewebsblutungen ruhig weiter durchgeführt werden, da sie tatsächlich absolut störungsfrei sind.

Aus den beschriebenen Hautreaktionen bei der BgM ergibt sich folgendes:

1. die neurale und stoffliche Reaktionslage ist bei den verschiedenen Spannungszuständen im Bindegewebe verschieden;

2. die BgM beeinflußt die neurale und stoffliche Gewebslage und damit die gestörte vegetative Reaktion. Das geht daraus hervor, daß mit der Normalisierung[1])

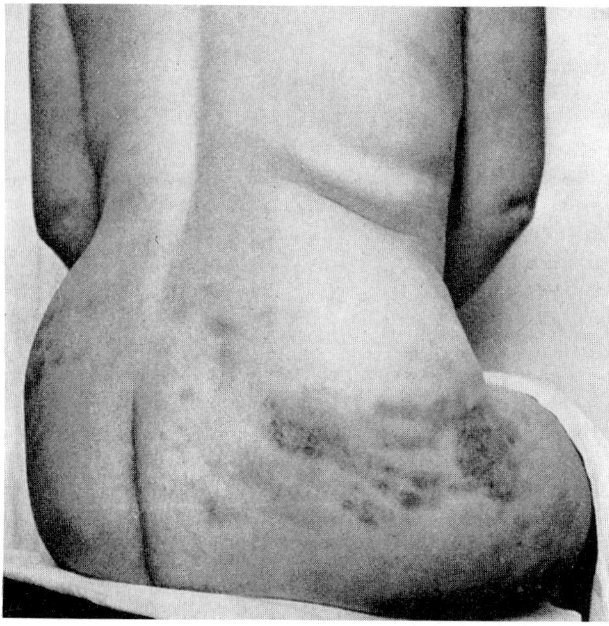

Abb. 11: Blutungen im Gewebe durch BgM

der Gewebsspannung die Hautreaktionen nur noch angedeutet und flüchtig ausgelöst und auch durch noch so intensives Ziehen im Gewebe, also verstärkte mechanische Reizung, nicht mehr gesteigert werden können.

3. Der Zug der BgM ist der entscheidende mechanische Reiz zur Auslösung der Hautreaktionen[2]*), deren Intensität und Dauer jedoch nicht durch den immer gleich bleibenden Zugreiz, sondern durch die verschiedene Reaktionslage in den BgZ bestimmt wird.*

4. Die BgM arbeitet mit dem mechanischen Zug im Bindegewebe, die ausgelösten Reaktionen beruhen jedoch auf der nervös-reflektorischen Wirkung der BgM.

---

[1]) Unter Normalisierung ist nicht unbedingt die Beseitigung der erhöhten Gewebsspannung zu verstehen, sondern ihre Verringerung im Vergleich zu der Ausgangslage, die der jeweiligen Disposition entspricht. Diese ist im allgemeinen mit Beschwerdefreiheit verbunden.

[2]) Die sog. »Hautschrift«, die bei manchen Menschen durch einfaches Streichen der Haut auftritt, beruht auf einer besonderen vegetativen Anlage der Hautgefäße und hat nichts mit der hier beschriebenen Hautreaktion bei der BgM zu tun.

III. Die nervös-reflektorischen Reaktionen

Es handelt sich hierbei um Reaktionen, die *nicht mehr unmittelbar mit dem mechanischen Zug der BgM* zu tun haben, sondern ausschließlich als reflektorische Reaktionen in Erscheinung treten. Bei diesen sind *neurale und humorale Reaktionen* zu unterscheiden: Die ersteren treten *während* der BgM, die letzteren 1 bis 2 Stunden *nach der Behandlung* auf.

1. Neurale Reaktionen

Bei vielen Patienten tritt nach dem Beginn der BgM eine mehr oder weniger starke *spontane Schweißbildung* auf: aus der Achselhöhle der eben behandelten Seite oder aus beiden tropft oder strömt der Schweiß – der Rücken wird plötzlich in der ganzen Fläche feucht oder mit kleineren oder größeren Tropfen bedeckt. Diese Reaktion tritt nicht etwa nur bei Menschen auf, die überhaupt zum Schwitzen neigen, sondern zur Überraschung der Betreffenden auch, wenn überhaupt keine Veranlagung zur Schweißbildung vorhanden ist. Diese Patienten betonen oft, daß sie auch an heißen, schwülen Tagen, bei körperlichen Anstrengungen, nach heißen Bädern usw. nie schwitzen könnten. Bei Frauen ist die Schweißbildung kurz vor der Periode oft besonders stark. Es handelt sich bei dem reichlichen und dünnflüssigen Schweiß um den sog. *parasympathischen Schweiß.*

Patienten, die wegen bestimmter Beschwerden (z. B. Herzdruckgefühlen, Herzstichen, Atembeklemmung bei funktionellen Herzstörungen oder nach Herzmuskelerkrankungen, Magenstörungen usw.) zur BgM kommen, sagen oft kurz nach Beginn der Behandlung: »Ich spüre mein Herz nicht mehr« – »Ich kann plötzlich wieder ganz tief durchatmen« – »Der Druck im Magen ist wie weggeblasen«.

Oft geben die Patienten an, daß nach wenigen Arbeitsgängen der BgM plötzlich Hände und Füße ganz warm sind. Auch die umgekehrte Reaktion kann eintreten, daß nämlich während der Behandlung die Hände oder Füße kalt werden, »einschlafen«, Herzklopfen, dumpfe Kopfschmerzen, schwere Beine, Druck im Unterbauch, wie wenn die Periode käme u. dgl. m. gefühlt werden. *Beide Erscheinungen, das Verschwinden und das Auftreten von Beschwerden, beruhen aber auf der durch die BgM ausgelösten neuralen Reaktion.* Solche Reaktionen treten in den ersten Behandlungen besonders leicht ein, wenn ausgedehnte BgZ vorhanden sind und das Gewebe schwierig zu bearbeiten ist, was sowohl bei dünner wie dicker Unterhaut der Fall sein kann. Die technischen Möglichkeiten zur Vermeidung solcher Reaktionen werden in dem Abschnitt »Grundsätzliches zur Technik und therapeutischen Gestaltung der BgM« Seite 33 besprochen.

Zur Veranschaulichung folgt je ein Beispiel für das *Verschwinden* und *Auftreten* von Beschwerden:

Erstes Beispiel für das Verschwinden von Beschwerden

Leiter eines großen Betriebes, 50 Jahre alt, ruft von auswärts an, daß er seit Tagen an einem zunehmenden »Hexenschuß« leide und fragt an, ob er zur BgM kommen könne, die ihm vor Jahren bei ähnlichen, aber schwächeren Beschwerden gut geholfen habe. Autofahren sei noch möglich, wenn er sich viel Zeit ließe. Er benötigte für die sonst einstündige Fahrt 2½ Stunden, weil er bei jeder Straßenbiegung wegen der Schmerzen im Rücken mehrmals neu am Steuerrad ansetzen mußte! Mühsam hinkte er am Stock ins Behandlungszimmer. Sitzen war kaum möglich, nur mit Belastung der linken Seite, die ganze rechtsseitige Rückenmuskulatur war bretthart gespannt und darüber das Bindegewebe kaum verschieblich. Die schmerzhafte Steifigkeit hatte vor 3 Tagen im rechten Iliosakralgelenk plötzlich angefangen. – Für die *Entscheidung, welche Behandlungs-*

technik bei einem gemischten Reflexzonenbild voraussichtlich erfolgreich sein wird, Muskel- oder Bindegewebsmassage, ist immer wichtig, etwas über den Beginn der Beschwerden zu erfahren: hätten in dem vorliegenden Fall die Schmerzen im Rücken begonnen, so wäre wahrscheinlich eine Muskelbehandlung angezeigt gewesen. Da die Beschwerden jedoch im Bereich des rechten Iliosakralgelenks begonnen haben, entschied ich mich für die BgM.

Bindegewebstastbefund: erhöhte Spannung besonders zwischen Unterhaut und Körperfaszie im Bereich der ganzen rechten Rumpfseite, sehr stark gespannt das Gewebe im Bereich des rechten Iliosakralgelenks, des rechten Beckenkamms im dorsalen Drittel, außerdem im Bereich der rechten Brustkorbseite. (Der Patient hatte häufig Leber-Gallenstörungen.) Die linke Seite war im Beckenbereich auch etwas erhöht gespannt, im Bereich des Rückens und Brustkorbs jedoch unauffällig. Da der Patient nur mit Schmerzen sitzen konnte und außerdem die BgM vorwiegend im Bereich von Gesäß und Hüften auszuführen war, habe ich die BgM von vornherein in linker Seitenlage begonnen. Die Arbeitsgänge im Bereich der rechten Kreuzbeinseite, am rechten Beckenkamm und besonders im Bereich des rechten Iliosakralgelenks lösten außerordentlich starkes Schneiden aus, rasch entwickelte sich eine starke Dermographia elevata.

Nach einigen wenigen Arbeitsgängen im Bereich des rechten Beckenkamms und am Rand des Latissimus dorsi *streckte sich der Patient spontan* und stellte *nach* der Bewegung, die ihn selbst überrascht hatte, fest, daß er sich seit Tagen nicht mehr habe strecken können. Er versuchte nun die verschiedensten Kreuz-Rückenbewegungen, die noch nicht ganz frei, aber ohne Schmerzen auszuführen waren.

Die BgM wurde regelrecht durchgeführt und dauerte bei der außerordentlichen Gewebsspannung auch über der rechten Unterbauchseite ca. 50 Minuten. Der Patient war dann beweglich und schmerzfrei, wie wenn der Hexenschuß nie dagewesen wäre! Vergnügt und seinen Stock in der Luft schwingend ging er weg. – Ich bat dringend, noch vorsichtig mit sich umzugehen und langsam nach Hause zu fahren, da es immerhin möglich war, daß nach *1 bis 2 Stunden durch die dann eintretende humorale Reaktion ein Rückschlag eintreten könnte.* Die erzielte Beschwerdefreiheit ist jedoch bestehen geblieben, und erst nach ca. 2½ Jahren meldete sich der Patient wegen anderer Störungen wieder.

Zweites Beispiel für das plötzliche Auftreten von Beschwerden

Eine Kollegin, 32 Jahre alt, die bei mir in einem Ärztekurs die BgM lernte, kam sehr blaß zur Stunde mit der Bitte: »Helfen Sie mir!« Ich kannte sie schon aus mehreren Übungsstunden und fragte, was denn geschehen sei. Sie schilderte dann folgendes: vor 2 Jahren hatte sie nach Tonsillenvereiterung eine Myokarditis durchgemacht und war seit ½ Jahr beschwerdefrei. Sie war verschiedentlich mit BgM behandelt worden, hatte dabei jedoch nie Schneiden gefühlt und auch keine Reaktion festgestellt. Ihr Mann, ebenfalls Arzt, hatte inzwischen bei mir das richtige Ziehen gelernt und übte abends an seiner Frau. Aus lauter Freude, weil nun endlich in der richtigen Weise das Schneidegefühl da war, führte er auf der linken Seite den paravertebralen Längsgang durch, vor dem ich wegen eventueller Fehlreaktion von seiten des Herzens immer wieder dringend gewarnt hatte. Beim Zug zwischen dem unteren linken Schulterblattwinkel und der Wirbelsäule trat spontan schweres Druckgefühl über dem Herzen auf, tiefes Durchatmen war nicht mehr möglich; der unangenehme Zustand blieb die ganze Nacht über bestehen und bestand noch, als die Kollegin am Vormittag kam. Es handelte sich um eine *typische Fehlreaktion, die durch richtiges Ziehen, aber in therapeutisch falschen Zonen, ausgelöst worden war.* Wie konnte sie in Ordnung gebracht werden? Langsam und tiefgehend zog ich den linken Brustkorbrand durch, machte einige kleine tief wirkende Arbeitsgänge am unteren Latissimusrand, und nach 1 bis 2 Minuten waren alle Beschwerden »weggeblasen« und die blasse Gesichtsfarbe ebenfalls verschwunden.

Diese Beispiele mögen hier genügen, um die neuralen Reaktionen durch die BgM darzustellen. Das 2. Beispiel zeigt deutlich, wie wichtig neben einer richtigen Technik die richtige Gestaltung der Behandlung ist.

2. Humorale Reaktion

Nach den ersten Behandlungen werden die meisten Patienten etwa 1 bis 2 Stunden nach der BgM von einer starken *Müdigkeit* überfallen, die sie oft »zwingt«, sich zum Schlafen niederzulegen. Mit nachlassender Spannung in den BgZ und geringer werdender nervös-reflektorischer Reaktion verringert sich auch diese Spätreaktion und tritt nach einer mehr oder weniger großen Zahl von BgM überhaupt nicht mehr auf.

In seltenen Fällen kann auch die gegenteilige Reaktion auftreten, die Patienten fühlen sich den ganzen Tag über frisch und tatendurstig, geradezu aufgedreht. Ich erinnere mich an einen Patienten, der entgegen meiner Erwartung diese Reaktion hatte:

38jähriger Patient, in verantwortlicher Stellung angestrengt tätig, kam wegen Kopfschmerzen und Leber-Gallenstörungen zur BgM. Aus beruflichen Gründen konnte die Behandlung nur morgens um 8 Uhr durchgeführt werden. Ich bat, 1 bis 2 Stunden nach der BgM wenigstens keine wichtigen Sitzungen oder Besprechungen anzusetzen wegen der erwarteten Ermüdungsreaktion. Aber von der ersten Behandlung ab war der Patient nach allen Behandlungen den ganzen Tag über besonders frisch und leistungsfähig, wie es seit Jahren nicht mehr der Fall gewesen war; nach 12 Behandlungen konnte die Kur beschwerdefrei abgeschlossen werden. – Einige Jahre später wurde in einer anderen Stadt wieder eine BgM-Kur wegen erneuter geringer Beschwerden durchgeführt. Diesmal trat, wie der Patient mir schrieb, die von mir bei den ersten Behandlungen erwartete Ermüdungsreaktion 1½ Stunden nach der BgM in voller Stärke ein!

Da die neuralen und humoralen Vorgänge im Gewebe miteinander in Zusammenhang stehen und sich gegenseitig beeinflussen, ist es leicht verständlich, daß nach den durch die BgM bewirkten nervös-reflektorischen Vorgängen auch humorale Reaktionen eintreten. Hautreaktionen, Schweißbildung, spontanes Warmwerden der Hände und Füße und oft auch des Kopfes, plötzlich notwendige Stuhlentleerung und reichliches Wasserlassen weisen auf die *Umschaltung der vegetativen Reaktionslage nach der parasympathischen Seite* hin. Durch die ausgelösten stofflichen Vorgänge tritt *nach einem freien Intervall von 1 bis 2 Stunden als allgemeine parasympathische Reaktion* in der Regel *eine starke Ermüdung* auf. Diese Tatsache macht es notwendig, die

3. Behandlungszeit und das Ausruhen

gut zu überlegen und insbesondere die ersten BgM nicht wahllos zwischen häusliche oder berufliche Verpflichtungen, sondern *an das Ende des Vor- oder Nachmittags* zu legen, damit das Ausruhen, das die Wirkung der BgM unterstützt, 1 bis 2 Stunden möglich ist.

Manchmal tritt auch schon direkt nach der BgM eine gewisse Müdigkeit auf, die durch die *neural* bedingte Umschaltung des vegetativen Systems nach der parasympathischen Seite ausgelöst ist. Diese ist aber in der Regel nicht stark und kann leicht überwunden werden, ja der Patient fühlt sich dann oft ausgesprochen frisch. Die nach 1 bis 2 Stunden eintretende *humoral* bedingte parasympathische Reaktion aber kann – wenn überhaupt – nur mit Aufbieten aller Energie und auch dann nie vollständig überwunden werden.

Bettlägerige Patienten schlafen in der Regel bald nach der BgM ein, sie gleiten gewissermaßen von der 1. in die 2. Reaktionsphase hinein. Das kann auch geschehen, wenn ambulante Patienten nach der Behandlung ruhen. Dafür ein Beispiel:

Soldaten mit Beschwerden nach Kopftraumen kamen in einer Gruppe zur Behandlung. Die zuerst Behandelten warteten auf ihre Kameraden in einem Ruheraum und verschliefen wiederholt das Mittagessen. Sie kamen schon innerhalb der ersten Stunde nach der Behandlung in die 2. Reaktionsphase hinein.

Oft habe ich beobachtet, daß ambulante Patienten nach 10 Minuten Ausruhen nach der BgM schwerer aufstehen, weil sie sich viel müder fühlen als direkt nach der Behandlung. Es bewährt sich daher, die Patienten *nicht ausruhen* zu lassen, sondern die Überwindung der ersten leichten Allgemeinermüdung durch eine kleine Erfrischung zu erleichtern: ein Stückchen Schokolade, eine Tasse Tee usw. wirken ausgezeichnet, die Patienten fühlen sich buchstäblich wohl, und erst 1 bis 2 Stunden später tritt die beschriebene Allgemeinreaktion ein, der nachgegeben werden soll. Sind die Patienten aber in einem Kurhaus oder Sanatorium oder liegen *besondere Krankheitsbilder* vor wie z. B. angiospastische Erkrankungen, so ist das *Hinübergleiten von der 1. in die 2. Reaktionsphase therapeutisch wünschenswert.*

Die *therapeutische Verwertung der Ermüdungsreaktion* bewährt sich in der Behandlung mancher *Schlafstörungen:* die BgM wird gegen Abend durchgeführt. Der Patient darf sich an diesem Abend nichts Besonderes vornehmen. In vielen Fällen tritt auch hier – oft entgegen der Erwartung des Patienten! – die Ermüdungsreaktion etwa 2 Stunden nach der Behandlung so stark ein, daß er ins Bett geht und schläft.

Daß die parasympathische Allgemeinreaktion gelegentlich auch anders als in starker Müdigkeit auftreten kann, möge das folgende Beispiel zeigen:

Ein 45jähriger Patient kommt wegen starker Herzbeschwerden bei chronischer Tonsillitis und starken Leber-Gallenstörungen zur 1. BgM. Der Gewebstastbefund ergab eine mäßige Spannung des ganzen Rückengewebes, eine sehr starke Spannung über der rechten und linken Brustkorbseite. Der Patient hatte einen sehr niederen Blutdruck. Bei und nach der BgM ausgesprochenes Wohlgefühl, die Ermüdung war verschwunden, der blaß angekommene Patient hatte bessere Gesichtsfarbe. Da er direkt nach Hause fahren – eine knappe Autofahrtstunde – und sich gleich ins Bett legen wollte, habe ich von der möglichen Ermüdungsreaktion nach 1 bis 2 Stunden nichts gesagt. Am anderen Tag berichtete mir ein Mitarbeiter von ihm, daß er beim Heimfahren fast ohnmächtig geworden sei. Er war nicht, wie vorgesehen, direkt nach der Behandlung heimgefahren, sondern hatte noch mit dem Kameraden vergnügt zu Abend gegessen. Als sie etwa 2 Stunden nach der Behandlung heimfahren wollten, trat gleich zu Beginn der Fahrt der Kreislaufkollaps ein. Da der Mitarbeiter »Fachmann« in der BgM war – er war selbst schon Patient gewesen –, fragte er gleich, ob ich ihn nicht darauf aufmerksam gemacht hätte, daß etwa 2 Stunden nach der Behandlung oft eine große Müdigkeit käme, er selbst habe sie immer besonders stark gehabt. Da gestand ihm der andere, daß er eigentlich schon seit einer Stunde zu Hause und im Bett sein wollte und sollte, aber wegen seines guten Befindens gar nicht mehr daran gedacht hätte.

Zusammenfassung der Reaktionen bei der BgM

Die geschilderten Reaktionen müssen als ein komplexes Ganzes gesehen werden: *die Stärke der Spannung der BgZ bestimmt* – bei richtiger neuraler Schaltung – *die Stärke des Schneidegefühls, die Stärke und Dauer der Hautreaktionen sowie der nervös-reflektorischen Reaktionen.* Neurale Reaktionen in Form von Verschwinden oder Auftreten von Störungen sind bei ausgedehnten BgZ zu Beginn einer Behandlungskur häufiger als später, ebenso ist die humorale Reaktion in Form allgemeiner Müdigkeit nach einem freien Intervall von 1 bis 2 Stunden im allgemeinen anfänglich wesentlich stärker als später. Mit dem Nachlassen der Spannung in den BgZ verringern und verkürzen sich alle genannten Reaktionen. Daraus geht hervor, daß *der mechanische Zug der BgM zwar der entscheidende Faktor in der Auslösung der Reaktionen ist, daß diese jedoch nervös-reflektorisch bedingt sind.* Die Reaktionen besagen, daß durch die BgM die vegetative Reaktionslage *nach der parasympathischen Seite hin* geschaltet wird. Mit der Wiederherstellung der regelrechten Gewebsspannung, worunter die der jeweiligen Disposition entsprechende Grundspannung zu verstehen ist, hat sich auch die vegetative Reaktionslage ausgeglichen, was daraus zu ersehen ist, daß *auch durch sehr intensive BgM keine Reaktionen mehr ausgelöst werden können.* Die Beschwerden und Störungen, die Anlaß zu einer BgM geben, verschwinden oft wesentlich früher als die Spannung der BgZ nachläßt. Die Behandlung ist, wenn möglich, so lange durchzuführen, bis die vegetative Reaktionslage und damit auch die Bindegewebsspannungen ausgeglichen sind.

Grundsätzliches zur Technik und therapeutischen Gestaltung der Bindegewebsmassage

Die therapeutischen Erfahrungen vieler Jahre haben zu der Erkenntnis geführt, daß die *BgZ nicht nur mit den segmental zugehörigen Organen, Gefäßen und Nerven, sondern auch untereinander in neuraler Beziehung stehen:* Der in eine bestimmte BgZ einwirkende Reiz kann das zugehörige Organ beeinflussen, er kann aber auch von anderen BgZ aufgenommen und an ganz anderer Stelle zur Wirkung kommen. *Es muß also das lockere Bindegewebe als Ganzes als Reflexorgan des vegetativen Nervensystems angesehen werden.* In der therapeutischen Anwendung der BgM spielen daher nicht nur diejenigen BgZ eine Rolle, die zu den augenblicklichen Störungen oder Beschwerden gehören, sondern alle festgestellten BgZ, wenn deren zugehörige Organe auch zur Zeit der Untersuchung klinisch stumm sind. Die praktischen Erfahrungen haben gezeigt, daß in vielen Fällen diese klinisch stummen Zonen für den Erfolg der BgM bedeutungsvoll sind. Hierin liegt ein entscheidender *Unterschied zu dem Verhalten von Muskelzonen:*

Bei bestimmten Störungen und Beschwerden liegen die hypertonischen Muskelbezirke in den segmental zugehörigen Muskeln. Wenn die mit manuellen Vibrationen auszuführende Muskelzonenmassage erfolgreich ist, verringern sich mit dem Nachlassen des reflektorischen Hypertonus auch die jeweiligen Störungen *(Kohlrausch).*

Ein weiterer Unterschied im Verhalten der Muskel- und Bindegewebszonen liegt darin, daß *der therapeutische Erfolg der BgM nicht an die Normalisierung der Gewebsspannung im Bereich derjenigen BgZ, die im diagnostischen Sinne*[1]) *den jeweiligen Beschwerden zugeordnet sind, gebunden ist.* Oft verschwinden die Störungen schon durch die in anderen BgZ angesetzte Behandlung. In solchen Fällen verringert sich dann meistens auch ohne direkt einwirkende BgM die erhöhte Spannung in den »diagnostischen« BgZ.

---

[1]) Es handelt sich um die Zonen, die zu den Krankheiten oder den Beschwerden gehören, deretwegen die BgM durchgeführt wird, z. B. bei Herzerkrankungen um die »Herzzonen«, bei Kopfschmerzen um die »Kopfzonen« usw.

Die Entstehung der Reflexzonen und ihre Beeinflussung beruht darauf, daß *die Funktion der inneren Organe, Gefäße und Nerven und die Gewebe des Bewegungsapparates nicht unabhängig voneinander* sind: Störungen und Erkrankungen der inneren Organe beeinflussen den Bewegungsapparat besonders im Bereich des Rumpfes, und umgekehrt können bei Veränderungen im Bewegungsapparat (Frakturen, Kontrakturen, Narben u. dgl.) in zugeordneten inneren Organen Störungen oder Erkrankungen auftreten. Auf die Problematik der Leitungswege[1]) der vegetativen Reaktionen zwischen den inneren Organen und der Körperdecke soll hier nicht näher eingegangen werden, sie verlaufen in beiden Richtungen im Bereich des *Gefäßwandnervensystems*[2]), *des Grenzstrangs und Rückenmarks;* die in der Peripherie gesetzten Reize greifen zunächst am *Terminalretikulum* an, dessen netzförmige Struktur die Reizausbreitung vielfältig ermöglicht. Ob der jeweilige Reiz im engeren oder weiteren Bereich der Reizstelle begrenzt bleibt oder sich ausbreitet und weitergeleitet wird und wo er dann geschaltet wird, ist bei der BgM nie mit Sicherheit zu sagen. Die *Erfahrungen bei der BgM* weisen darauf hin, daß *im allgemeinen der Grenzstrang und das Rückenmark erreicht wird und die bewirkten Reaktionen nicht segmental begrenzt sind*[3]). *Nur bei peripheren Krankheitszuständen, z. B.* langjährigen Unterschenkelgeschwüren, bei Krampfadern, peripheren Arthrosen, trophischen Störungen nach Verletzungen, Entzündungen, Lähmungen usw. *scheinen die durch die BgM bewirkten Vorgänge zunächst vorwiegend oder ausschließlich in der Peripherie im Bereich des Terminalretikulums und des Gefäßwandnervensystems*[4]) abzulaufen. Erst nach Erzielung einer Umstimmung der oft schweren vegetativen Störungen in der Peripherie erreichen die Reaktionen das Rückenmark.

Diese Vermutung beruht darauf, daß *periphere Dystrophien bei der BgM im Bereich des Stammes oft nicht mitreagieren:* Die zentral gesetzten Reize wirken sich nicht in der Peripherie aus, was auf eine Störung im vegetativen Zusammenspiel zwischen peripheren und zentralen Reaktionen schließen läßt. Wird in solchen Fällen die BgM zunächst peripher im Bereich der gestörten Extremität ausgeführt, so gelingt es meistens, die periphere Trophik zu verbessern. Der beginnende »Zusammenschluß« zwischen Peripherie und Zentrum wird dadurch deutlich, daß bei der peripheren BgM andere BgZ im Bereich des Rumpfes mitreagieren (Juckreiz an entfernt liegenden Gewebsstellen usw.). Wird nun die BgM im Bereich des Stammes hinzugenommen, so fühlt der Patient bei der BgM am Rücken oft plötzlich, daß die jeweilige Extremität wieder mitreagiert. Er beschreibt dieses Gefühl mit Worten

---

[1]) A. W. Dalicho hat in der von Gläser herausgegebenen »Segmentmassage« die anatomischen und physiologischen Grundlagen der nervös-reflektorischen Beziehungen zwischen den inneren Organen und der Körperdecke übersichtlich und anschaulich dargestellt.

[2]) Bei der Untersuchung von Durchblutungsstörungen bei verschiedenen Krankheitszuständen haben Gross und Nonnenbruch eine vasale Ordnung im vegetativen Nervensystem erkannt und sehen in dieser einen Schlüssel für die Neuraltherapie und eine Grundlage für die Wirkung physikalischer Methoden.

[3]) Hier verhält sich die BgM anders als die Periostbehandlung, von der H. Krauss schreibt, daß eine besonders intensive Wirkungsausbreitung offenbar auf intrasegmentalen Reflexwegen erfolgt.

[4]) Völker und Rostosky berichten in ihrer Arbeit »Über den therapeutischen Wert der Bindegewebsmassage bei Gefäßstörungen der Gliedmaßen«, daß durch vasovasale Reflexe im Sinne Leriches in der Peripherie ein örtlicher Spasmus bestehen bleiben kann.

wie: »Mein Bein gehört wieder zu mir« usw. Die Peripherie ist damit an das Zentrum gewissermaßen wieder »angeschlossen«.

In besonderer Weise wurde die therapeutische Gestaltung der BgM durch die Gedankengänge von W. SCHEIDT unterbaut. Er führt in seiner Arbeit über »Bindegewebsmassage nach LEUBE-DICKE im Spiegel der Leitwerklehre« aus, daß die inneren Organe vegetativ in den *Seitenhörnern*, die Rumpfwände, Extremitäten und Häute in den *Intermediärzonen* angeschlossen sind. Störungen im Bereich der Intermediärzonen können innerhalb der Segmente auf die Seitenhörner und umgekehrt solche in den Seitenhörnern auf die Intermediärzonen übergreifen und sich außerdem in der Längsrichtung des Rückenmarks ausbreiten.

Da die Seitenhörner nicht wie die Intermediärzonen das ganze Rückenmark durchziehen, sondern von C 8 bis L 2 und von S2-Terminalmark reichen, besteht nur in diesen Bereichen der segmentgleiche Anschluß von Organen und Körperdecke. *Reflektorische Zonen der inneren Organe können sich demnach nur im Bereich des Rumpfes finden.*

In den Intermediärzonen der Segmente C 8, L 2 und S 2 liegen besonders häufig Störungen, die durch innere Organe in deren Seitenhörnern entstanden und in die Intermediärzonen verschoben worden sind. SCHEIDT bezeichnet diese Segmente daher als *»Übergangssegmente«*.

Wie zu jedem gestörten Organ auch die Störung seiner vegetativen Anschaltung gehört, so gehört auch zu jeder Erkrankung, Verletzung oder Störung im Bereich des Bewegungsapparates die Störung der entsprechenden vegetativen Anschaltung. SCHEIDT bezeichnet diese Störungen als »synneurische Störung« und ihre Auswirkung bei der Verlagerung als »synneurischen Ausgleich«. Der Organismus hat das Bestreben, auftretende Störungen durch Verlagerung so zu zerstreuen, daß die vom Ausgleich betroffenen Gewebe und Organe die Umschaltung schadlos vertragen. Da die Seitenhornsäulen nicht das ganze Rückenmark durchziehen, können sich auf- oder absteigende Störungen an den Enden »stauen«, daher sind die Übergangssegmente C 8, L 2 und S 2 besonders kritisch.

Die Tatsache, daß sich Störungen in den Seitenhörnern und den Intermediärzonen sowohl im Segment als auch in der Längsrichtung des Rückenmarks nach oben und unten verschieben können, macht es verständlich, daß *die BgZ nicht nur mit den jeweils angeschalteten Organen, sondern auch unter sich* in Beziehung stehen – in Parallele zu den viszero-viszeralen Reflexen. Weiter bestätigen die Ausführungen von SCHEIDT *die Bedeutung der BgM im Bereich von Kreuzbein und unterem Rücken*[1]), die in die hier liegenden Übergangssegmente L 2 und S 2 hineinwirkt.

Die Bedeutung des oberen Übergangssegmentes C 8 wurde erst durch die Erarbeitung der Unterhaut- und Faszientechnik und die hierbei auftretenden Behandlungsreaktionen erkannt. Bei der BgM in der tiefen Verschiebeschicht, die zunächst in gleicher Weise wie in der oberen Verschiebeschicht ausgeführt wurde, ist bald aufgefallen, daß die *paravertebralen Arbeitsgänge über dem Erector trunci eine andere*

---

[1]) Zur Erklärung der *Häufigkeit der Ausbildung von BgZ im Bereich von Kreuzbein und unterem Rücken* können ferner Ausführungen von H. KRAUSS in der »Periostbehandlung« von P. VOGLER herangezogen werden. Er führt in dem Abschnitt über »Kreuzschmerzen bei Fokaltoxikose« aus, daß nach SLAUCK von den im Kopfbereich befindlichen Streuherden (Zähne, Mandeln, Schleimhäute des Nasen-Rachenraums) Toxine auf endo- und perineuralen Wegen in den Liquorraum gelangen. Der kaudalwärts gerichtete Liquorstrom und die besonderen Resorptionsverhältnisse machen eine Häufung fokaltoxischer Erscheinungen durch erhöhte Giftbildung in der Lenden-Kreuzbeinregion verständlich.

Wirkung hatten als die lateralen Arbeitsgänge über dem Latissimus dorsi, während die Arbeitsgänge in der oberen Verschiebeschicht in der ganzen Breite der BgZ einheitlich wirken.

Die Erklärung für diese unterschiedlichen Reaktionen der BgM in der tiefen Verschiebeschicht ergibt die *Entwicklungsgeschichte:*

Paravertebral liegt das *autochthone Rückengewebe,* das die ursprüngliche segmentale Gliederung der Muskeln (Erector trunci), Gefäße und Nerven noch erkennen läßt. Die vegetativen Anschlüsse liegen in T 2 bis 12, wo auch die inneren Organe angeschlossen sind.

Lateral liegt das erst nachträglich *von der Armanlage auf dem Rumpf eingewanderte nicht autochthone Rückengewebe,* dessen vegetative Anschlüsse im Halsmark in C 1 bis 7 liegen. In diesem Bereich besteht *kein Anschluß innerer Organe.*

Die *unterschiedlichen vegetativen Anschlüsse des paravertebralen und lateralen Rückengewebes* machen die *verschiedene Wirkung der BgM in der tiefen Verschiebeschicht* über den jeweiligen Gewebsabschnitten verständlich:

die paravertebralen Arbeitsgänge beeinflussen die in den gleichen Rückenmarksbereichen angeschlossenen inneren Organe;

die lateralen Arbeitsgänge wirken auf das im Halsmark angeschlossene Schultergürtel-Armsystem und haben keine direkte nervös-reflektorische Wirkung auf die inneren Organe.

Diese Erkenntnis war für die Gestaltung der BgM bei zahlreichen Störungen und Beschwerden im Bereich des Schultergürtels und der Arme von außerordentlicher Bedeutung: diese konnten nun *durch die lateralen Arbeitsgänge in der tiefen Verschiebe*schicht (Unterhaut- und Faszientechnik) ohne das Risiko einer Störung der inneren Organe durch eine synneurische Verlagerung beeinflußt werden.

Für die erfolgreiche Ausführung der BgM ist also die Tatsache wichtig, daß die BgZ zwischen C 8 und L 2 in der oberen Verschiebeschicht in ganzer Breite in nervös-reflektorischer Beziehung zu den inneren Organen stehen, während das in der tiefen Verschiebeschicht nur für die paravertebralen Gewebsabschnitte gilt.

Zur *Wirkung der Massage* schreibt SCHEIDT:

> »Auch die planmäßig geortete Massage setzt künstliche synneurische Störungen, welche die Verlagerung und Zerstreuung bestehender synneurischer Störungen in Gang bringen und befördern kann. Da auch die durch das Massieren gesetzten synneurischen Reize in die Intermediärzonen der massierten Hautfelder wirken, dürften sie, zweckmäßig geortet, die Verlagerung von Seitenhornstörungen in die Intermediärzonen, diejenige von Intermediärzonen in störungsfreie Segmente des Rückenmarks und Hirnstamms unterstützen.«

Die empirisch gewonnene Tatsache, daß *der therapeutische Ansatz der BgM in der Regel zu Beginn einer Behandlung in den kaudalen BgZ im Bereich des Kreuzbeins und des unteren Rückens und nicht in den dem jeweiligen Krankheitsbild zugeordneten »diagnostischen« Zonen erfolgt, wenn Störungen vermieden werden sollen,* ist damit erklärt. So wichtig jedoch die BgM im Bereich von Kreuzbein und unterem Rücken bei Organstörungen aller Art ist, so *nachteilig kann sich die grundsätzliche Begrenzung auf diese BgZ in den ersten Behandlungen u. U. auswirken* und zu Störungen führen. Es ist daher in der Regel zweckmäßig, *von Anfang an alle BgZ, auch die klinisch stummen, in die Behandlung einzubeziehen,* damit nicht durch die Massage synneurische Störungen als neue oder verstärkte Organbeschwerden oder solche im Bewegungsapparat als Rückensteifigkeit, Hexenschuß, Paraesthesien u. dgl. ausgelöst werden. *Die Grundlage der BgM ist daher immer der vollständige Gewebstastbefund.* Die Patienten kommen zwar wegen bestimmter Störungen und Beschwerden zur Behandlung und erwarten ebenso wie der zuweisende Arzt deren Besserung oder Beseitigung. Sehr häufig – aber längst nicht immer – sind die entsprechenden BgZ erhöht gespannt, aber darüber hinaus finden sich besonders bei älteren Menschen, noch andere mehr oder weniger deutlich ausgeprägte BgZ. Bei der Behandlung darf nie vergessen werden, daß *alle BgZ, auch wenn sie klinisch stumm sind,* in Parallele zu den bekannten viszero-viszeralen Reflexen *mitreagieren können.* Das ist besonders dann der Fall, wenn die klinisch stummen Zonen stärker ausgeprägt sind als die zu den augenblicklichen Beschwerden gehörenden BgZ. Ob die stummen Zonen mit den Beschwerden in direktem Zusammenhang stehen, ergibt sich erst bei der Behandlung. Dafür ein Beispiel:

Eine Patientin, seit vielen Jahren als Chemikerin in leitender Stellung tätig, wird wegen schwerer *Migräne* zur BgM geschickt. Die Anfälle traten alle 2–3 Wochen so schwer auf, daß Bettruhe notwendig war. Die oberen Trigeminuspunkte waren dabei außerordentlich schmerzhaft. Alle bisherigen Behandlungen waren erfolglos. Die Beschwerden bestanden seit etwa 4 Jahren.

Der Gewebstastbefund ergab *sehr deutliche Kopfzonen* besonders zwischen den Schulterblättern. Ebenso deutlich ausgeprägt waren die *Leber-Gallenzonen,* angedeutet die *Blasenzone* und die oberhalb davon liegende unterste *Kopfzone*, ferner beiderseits *Venen-Lymphzonen.* Außer den Kopfschmerzen bestanden nur geringfügige Störungen: eine geringe Reizempfindlichkeit der Blase und Knöchelschwellungen an heißen Sommertagen und nach vielstündigem Zug- und Autofahren. Die Frage nach funktionellen Leberstörungen oder früher durchgemachter Gelbsucht wurde verneint: *die Leber-Gallenzonen waren klinisch stumm.* Da sich jedoch die Spannung im Bereich der rechten Brustkorbseite in der ersten BgM als außerordentlich erhöht herausstellte, überlegte sich die Patientin die früheren Erkrankungen und erinnerte sich an eine vor vier Jahren durchgemachte Anilinfarbenvergiftung. Da damals keine Leberstörungen vorhanden waren und auch keine Abneigung gegen Fett bestand, dachte sie nicht an einen Zusammenhang mit der Leber, obwohl die Kopfschmerzen damals begonnen hatten. (Die auf Grund des Gewebstastbefundes veranlaßte Leberuntersuchung ergab außer einer leichten Bilirubinämie keine pathologischen Werte.)

Die BgM wurde im Rahmen der Behandlung *besonders auf die Leber-Gallenzonen* eingestellt, da zu erwarten war, daß diese für die Kopfzonen und die Kopfschmerzen nicht ohne Bedeutung wären. Nach 8 bis 10 Behandlungen waren die Beschwerden wesentlich gebessert: die *Migräne trat seltener und leichter auf.*

Interessant war, daß im Bereich der Kopfzone zwischen den Schulterblättern auch nach 10 Behandlungen die Spannung unverändert hoch war. Die BgM löste hier nur *dumpfes Druckgefühl* aus, während sonst durchweg das helle klare Schneiden vorhanden war. Die Spannung im Bereich der Leber-Gallenzonen hatte sich wesentlich verringert.

In diesem Falle waren offensichtlich die Leber-Gallenzonen die eigentlichen Störzonen. Im Laufe der nächsten 2 bis 3 Jahre sind durch wiederholte längere und kürzere Behandlungen mit BgM die Kopfschmerzen fast verschwunden, leichte Anfälle traten nur noch gelegentlich auf. Die Spannung in den BgZ, auch zwischen den Schulterblättern, hat sich weitgehend ausgeglichen, aber bis heute ist zwischen den Schulterblättern kein Schneidegefühl auszulösen.

Ein weiterer wichtiger Punkt bei der BgM ist die

Dauer der Behandlungen und die Gestaltung der Behandlungskur:

im Gegensatz zu vielen anderen Methoden der physikalischen Therapie *erfordern die ersten Behandlungen einen größeren Zeitaufwand als die späteren.* Dafür sind zwei Gründe maßgebend:

1. *Zu Beginn* einer Behandlung sind die *Gewebsspannungen stärker und ausgedehnter als später*, das *Ziehen im Gewebe ist schwieriger* und erfordert besondere Aufmerksamkeit. Oft kann nur durch kleine und kleinste Arbeitsgänge der therapeutische Zug erreicht werden. Das Ziehen muß wegen des starken Schneidegefühls sehr langsam ausgeführt werden. Erst mit nachlassender Spannung sind längere Arbeitsgänge und raschere Ausführung möglich.

2. In den *ersten Behandlungen* muß der Behandler *die vegetative Reaktionslage des Patienten und die Bedeutung der jeweiligen BgZ erst kennenlernen.* Auch bei gleichen Beschwerden und gleichen BgZ können die vegetativen Reaktionen bei den einzelnen Menschen außerordentlich verschieden sein. *Die BgM wirkt nie mechanisch, sondern von Anfang an auch bei kleinsten Arbeitsgängen als Neuraltherapie.* Solange die Bedeutung der BgZ und die vegetative Störbarkeit noch nicht bekannt sind, können durch die BgM leicht Störungen als Organbeschwerden oder Störungen im Bewegungsapparat (z. B. Steifigkeit im Rücken, Hexenschuß, Paraesthesien und dgl.) in Erscheinung treten. Läßt man sich in den ersten Behandlungen reichlich Zeit[1]), so können im allgemeinen Fehlreaktionen vermieden werden. Nach meiner Erfahrung sollten für die ersten 3 bis 4 Behandlungen *mindestens 40 Minuten* angesetzt werden, damit die Gewebsspannungen und die vegetativen Reaktionen richtig erfaßt werden. Spätere Behandlungen können *bei günstigem Verlauf in 20 bis 30 Minuten* durchgeführt werden. Bei zeitlich sehr kurzen BgM besteht aber immer die Gefahr, daß Störungen gesetzt werden und die BgM, weil sie »nicht vertragen wird«, abgesetzt werden muß. Ausruhen ist nach der BgM im Gegensatz zu anderen krankengymnastischen Behandlungen nicht nötig (siehe S. 31).

Die *Behandlungskur* führt am besten zum Erfolg, wenn die ersten 3 bis 4 BgM *täglich hintereinander* zur raschen Umstimmung der vegetativen Reaktionslage ausgeführt werden. Die weiteren Behandlungen werden dann 3mal und der Rest 2mal in der Woche bis zum Abschluß durchgeführt. Wenn die ersten BgM nicht dicht aufeinander folgen, *verzögert* sich die vegetative Umstimmung, wodurch der Erfolg der Behandlung u. U. *in Frage gestellt sein kann.*

Zur erfolgreichen Gestaltung der BgM ist ferner die

aktive Mitarbeit der Patienten

von großer Wichtigkeit. Das gilt ganz besonders für die ersten Behandlungen. Der Behandler fühlt zwar beim Ziehen im Gewebe die verschiedenen Gewebsspannungen und kann bei gutem technischem Können in der Regel beurteilen, ob der therapeutische Zug richtig ist. *Damit ist aber noch nicht gesagt, daß auch die richtige nervös-reflektorische Schaltung erfolgt,* die bei dem Patienten das helle klare *Schneidegefühl auslösen muß.* Der Behandler *muß* jedoch wissen, ob bei den verschiedenen Arbeitsgängen *Schneiden – dumpfer Druck – lediglich Streichen* gefühlt wird. Es ist kein Zeichen von Unsicherheit, wenn bei der BgM nach diesen »Gefühlen« gefragt wird. Sie hängen ja nicht nur von der Behandlungstechnik, sondern von der Reaktion des Patienten ab, die in den einzelnen BgM durchaus

---

[1]) Im Rahmen dieses Buches soll nicht auf die Problematik der Behandlungszeiten in der Kassenpraxis eingegangen werden. Wie der Kassenarzt in seiner Sprechstunde, so muß sich auch die für Krankenkassen tätige Krankengymnastin bei der Durchführung von BgM in einer therapeutich vertretbaren Weise verhalten. Erste Behandlungen von 10 bis 15 Minuten sind immer mit einem sehr hohen Risiko hinsichtlich synneurischer Störungen belastet oder unwirksam und daher abzulehnen.

verschieden sein kann. Wenn man dem Patienten erklärt, daß die *BgM keine mechanische Behandlung, sondern eine Neuraltherapie* ist, versteht er die Notwendigkeit der Fragen und verfolgt mit Interesse, ob das helle klare *»Schneiden«* als richtige Reaktion oder *dumpfer Druck* als Fehlreaktion oder lediglich *Streichen* als Nicht-Reaktion eintritt. Er versteht dann auch die Bedeutung der *Irritierungen im Gewebe und den inneren Organen.*

Bei der BgM im Bereich des Kreuzbeins tritt häufig Juckgefühl an der Außenseite der Oberschenkel oder Unterschenkel auf, das so stark sein kann, daß sich der Patient an diesen Stellen spontan kratzt, ohne recht zu wissen, warum. Der Behandler muß die Bedeutung dieses Kratzens und die Gewebsirritierung erkennen. Dumpfer Kopfschmerz tritt gelegentlich durch die Arbeit auf dem Kreuzbein, Herzklopfen, Magendruck u. dgl. bei der BgM im Bereich der paravertebralen Gewebsabschnitte auf. Über diese Beschwerden, die oft geringfügig sind, sagt der Patient im allgemeinen nichts, der Behandler muß sie erfragen. Am besten geschieht das durch die beiläufige Frage, ob der Patient sich wohl fühle, keine Kopfschmerzen usw. habe.

Diese Reaktionen sind oft flüchtig, können aber auch mehr oder weniger lange nach der Behandlung bestehenbleiben. Darauf wird im technischen Teil ausführlich eingegangen. Nach meiner Erfahrung ist es wichtig, daß solche Irritierungen gleich beim Auftreten beseitigt werden. *Beachtet der Behandler sie nicht, so wird u. U. der Erfolg der BgM verzögert.* Nach einigen Behandlungen kennt die Krankengymnastin die vegetative Reaktionslage des Patienten und hat im wesentlichen die Reaktionen der BgM in ihrem Zusammenspiel und in ihrer Beziehung zu den Beschwerden erfaßt. Aber auch spätere Behandlungen können Überraschungen bringen, so daß eine *mechanische Fortführung der BgM nie möglich ist.* Der Behandler darf niemals bestimmte Reaktionen »zu sicher« erwarten.

Die Ausführung der BgM

in den Verschiebeschichten der Körperdecke erfolgt zwischen drei nicht scharf gegeneinander abgesetzten Schichten. Die *obere Verschiebeschicht* ist *zwischen Haut und Unterhaut.* Sie geht ohne scharfe Grenze von der Lederhaut aus, die Verschiebbarkeit zwischen den beiden funktionell verschiedenen Geweben ist beim Menschen nur angedeutet vorhanden. Die »diagnostisch« und therapeutisch wichtige *tiefe Verschiebeschicht ist zwischen Unterhaut und Körperfaszie.* Die Unterhaut ist keine kompakte Masse, sondern besteht aus feinsten übereinanderliegenden und in der verschiedensten Weise miteinander verbundenen Schichten, so daß auch innerhalb der Unterhaut selbst Verschiebeschichten entstehen können. Die Verbindung mit der Körperfaszie ist bei den verschiedenen Körperbautypen mehr oder weniger locker, so daß eine unterschiedliche Verschiebbarkeit vorhanden ist. Die Körper- und Extremitätenfaszien sind wiederum mit den darunterliegenden Muskeln durch Bindegewebe verbunden und ebenso die übereinanderliegenden Muskeln, wodurch sie gegeneinander verschieblich sind. Die *Körperfaszie und die Extremitäten- und Muskelfaszien* sind die dritte für die BgM wichtige Behandlungsschicht. Die Erfahrung hat gezeigt, daß die Wirkung der BgM um so besser ist, je exakter in den verschiedenen Verschiebeschichten gearbeitet wird. Wir bezeichnen

1. als *Hauttechnik* die Arbeit zwischen Leder- und Unterhaut: *die Haut wird gegen die Unterhaut* verschoben;
2. als *Unterhauttechnik* die Arbeit zwischen Unterhaut und Faszie: *die Unterhaut wird gegen die Körper- und Extremitätenfaszie* verschoben;

3. als *Faszientechnik* die Arbeit im Bereich der Körper-, Extremitäten- und Muskelfaszien: *die Faszienränder werden angezogen.*

Die Technik des ziehenden Streichens ist auf Grund der unterschiedlichen anatomischen Gegebenheiten in den einzelnen Verschiebeschichten grundsätzlich verschieden:

die *Hauttechnik* ist auch bei erhöhter Spannung zwischen Haut und Unterhaut *immer in fortlaufenden mehr oder weniger langen Arbeitsgängen* möglich, der aufzuwendende *Druck ist gering;*

die *Unterhauttechnik* erfordert *stärkeren Druck.* Die *Länge der Arbeitsgänge* ist *abhängig von der Spannung zwischen Unterhaut und Körperfaszie:* je höher die Spannung ist, desto kürzer sind die Arbeitsgänge. Mit nachlassender Spannung können sie länger und schließlich wie bei der Hauttechnik fortlaufend ausgeführt werden;

die *Faszientechnik* erfordert die *kürzesten Arbeitsgänge,* die als *»Anhaken«* bezeichnet werden. Fortlaufende Arbeitsgänge sind aus anatomischen Gründen nie möglich. Der aufzuwendende *Druck ist noch etwas stärker als bei der Unterhauttechnik.*

Das *Ziehen zwischen Haut und Unterhaut* ist beim Erwachsenen im Gegensatz zum Säugling und Kleinkind, bei dem noch keine anderen Verschiebeschichten ausgebildet sind, schwierig. Die Verschiebeschicht ist nur angedeutet vorhanden, so daß der Zug sehr leicht in tieferen Schichten innerhalb der Unterhaut erfolgt. Die *Hauttechnik gelingt am besten,* wenn die jeweiligen *Hautabschnitte etwas gedehnt* gehalten werden, was durch lockere Rückenhaltung und entsprechende Haltung und Lagerung der Extremitäten zu erreichen ist.

Das *Ziehen zwischen Unterhaut und Körperfaszie* erfordert im Gegensatz hierzu, daß die *Muskeln in ihren Ansätzen genähert und entspannt* sind, *damit die Unterhaut gegen die Faszie* verschieblich ist. *Im Sitzen* werden die Rückenmuskeln durch eine Beckendrehung nach vorn (Beckenkippen) bei entspannt bleibenden Muskeln in ihren Ansätzen genähert, da die Beckendrehung durch die Hüftbeuger ausgeführt werden kann. Im Liegen (rechte und linke Seitenlage) müssen durch die entsprechende Lagerung (S. 64) ähnlich günstige Behandlungsbedingungen geschaffen werden. Das gleiche gilt für die BgM im Hüft- und Gesäßbereich und an den Gliedmaßen, wo die Muskeln locker und in ihren Ansätzen genähert sein müssen. (In *Bauchlage* wird die Unterhaut- und Faszientechnik nur in besonderen Fällen ausgeführt, dagegen beim Säugling und jungen Kind die *Hauttechnik*).

Die *Unterhaut- und Faszientechnik* wird am *Rücken im Sitzen und in Seitenlage* ausgeführt. Im Sitzen sind die Voraussetzungen für eine exakte Technik am günstigsten, weil die Muskel- und Faszienränder auch bei entspannter Muskulatur gut zu tasten sind. Das ist im Liegen nicht in gleicher Weise der Fall, so daß die BgM in dieser Lage ein sicheres Tastgefühl voraussetzt. Die BgM im Liegen ist aber häufig erforderlich, z. B. bei bettlägerigen Menschen, bei Menschen mit Neigung zu hypotonen Kreislaufregulationsstörungen (bei niedrigem *und* hohem Blutdruck), die im Sitzen Schwindel und Kollapsgefühle wegen der überschießenden parasympathischen Reaktionen bei der BgM bekommen. Die BgM im Liegen ist ferner bei allgemein verkrampften Menschen angezeigt, da das Liegen schon als solches entspannend wirkt, ferner bei älteren und alten Menschen.

Das Ziehen wird im allgemeinen mit dem 3. und 4. *Finger* einer Hand – zum Teil mit einem, zum Teil mit zwei Fingern – ausgeführt. Bei fortlaufenden Arbeitsgängen der Haut- und Unterhauttechnik werden die radialen oder ulnaren

Seiten der Fingerkuppen in einem Winkel von etwa 60 Grad aufgesetzt und der Zug durch eine entsprechende Abduktionsbewegung der Hand ausgeführt. Bei kleinen Arbeitsgängen und besonders beim Anhaken werden die Finger mit den ganzen Fingerkuppen aufgesetzt, so daß der Zug durch die ganze volare Handmuskulatur und auch mit Hilfe der Armmuskeln ausgeführt werden kann. Hierdurch wird eine übermäßige und unphysiologische Belastung der Fingergelenke und der Interossei vermieden und eine beschwerdefreie Arbeit möglich[1]). Oft bewährt sich auch, die ziehende Hand am Handgelenk durch die andere Hand zu unterstützen; an bestimmten Gewebsabschnitten, z. B. am Sartorius, am Rand des Rectus abdominis usw. ist es möglich, statt der Finger einer Hand die Mittelfinger beider Hände (dicht nebeneinandergelegt) zu verwenden; über dem Kreuzbein können beide Daumen benutzt werden.

Der Patient darf *beim Ansetzen der Finger kein Schneiden* fühlen: *dieses wird erst durch den therapeutischen Zug ausgelöst.* Gibt der Patient schon beim Ansetzen der Finger Schneidegefühl an, so sind die Finger zu steil angesetzt, und der Fingernagel wird in das Gewebe eingedrückt.

Der therapeutische Zug

tritt bei der *Hauttechnik mit dem Beginn des Ziehens* ein, so daß bei erhöhter Spannung das *Schneidegefühl sofort* (in der Regel sehr leicht) vorhanden sein muß.

Bei der *Unterhauttechnik* muß zunächst die mehr oder weniger feste oder lockere Verbindung zwischen Unterhaut und Faszie *bis zur Verschiebungsgrenze* geschoben werden. Erst der weitere Zug ist im Sinne der BgM wirksam und löst das *Schneidegefühl aus.* Sie zerfällt also in drei Teile:

Ansetzen der Finger –

Verschieben der Unterhaut bis zur Verschiebungsgrenze (hierbei noch *kein* Schneidegefühl) –

therapeutischer Zug (mit *sofort einsetzendem Schneidegefühl*).

Bei der *Faszientechnik* wird der Zug im Bereich von Muskel- und Faszienrändern, in besonderen Fällen auch über den Faszienflächen der Muskeln ausgeführt. Die Finger werden exakt wie eine Injektionsnadel über den jeweiligen Faszienstellen angesetzt und durch das *Anziehen der Faszie = Anhaken sofort der therapeutische Zug* ausgelöst, der in der Regel mit sehr starkem Schneidegefühl verbunden ist. Um das Anziehen gezielt zu ermöglichen, bewährt sich das Arbeiten mit unterstützter Hand. Die *Faszientechnik* dient in erster Linie zur *Unterstützung der Unterhauttechnik.* Durch das *Anziehen bestimmter Faszienpunkte* (z. B. des Trigonum lumbale, des Hiatus adductorius u. a. m.) ist außerdem eine *Fehlreaktion* (dumpfer Druck) oder *Nichtreaktion* (Streichgefühl) häufig spontan *umzustimmen.*

Den bei der Unterhaut- und Faszientechnik aufzuwendenden Druck darf der Patient als solchen nicht spüren; es darf nur das helle klare Schneidegefühl auftreten. Das als Ausdruck einer Fehlreaktion gelegentlich auftretende schwere

[1]) In Fortbildungskursen und sonstigen Gesprächen wird häufig über Finger-, Hand- und Armbeschwerden geklagt, die durch die BgM entstanden seien. Diese wurde in allen derartigen Fällen, wie ich mich überzeugt habe, mit falscher oder ungeschickter Zugtechnik ausgeführt. Bei richtiger Technik treten außer einer physiologischen Ermüdung am Abend oder am Wochenende keine Beschwerden in Muskeln und Gelenken auf.

dumpfe Druckgefühl ist neural bedingt und hat mit dem zum Ziehen aufgewandten Druck nichts zu tun. Der Patient sagt bezeichnenderweise nicht »Sie drücken«, sondern: »Es drückt.«

Auch ohne Ausbildung von BgZ ist an bestimmten Körperstellen die Spannung

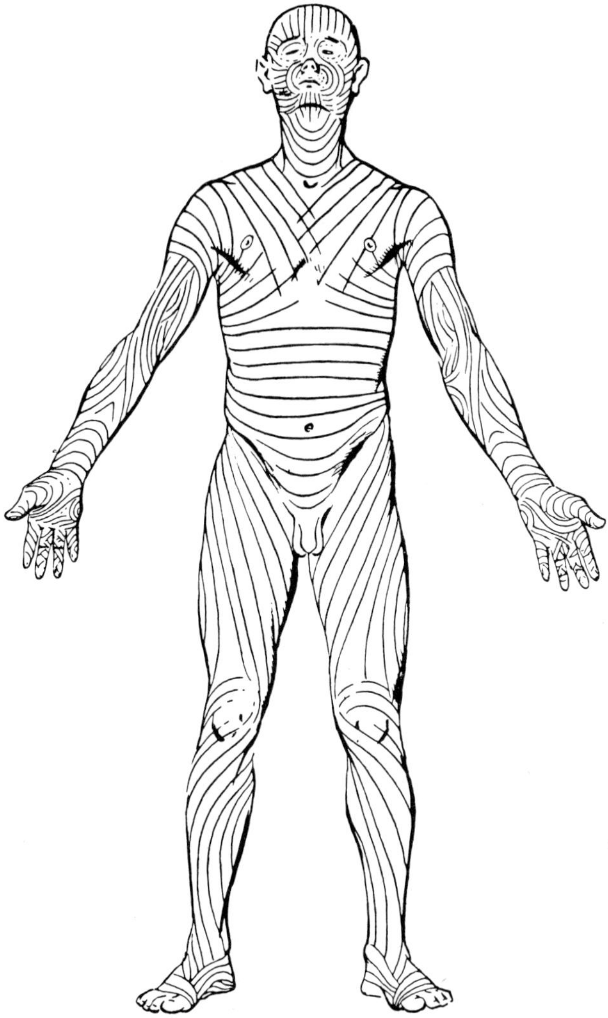

Abb. 12: Spaltlinien der Lederhaut von vorn

zwischen Unterhaut und Körperfaszie höher als an anderen Stellen. So ist z. B. die Unterhaut mit der Glutaealfaszie anders und fester verbunden als mit der Rückenfaszie, das ist auch der Fall zwischen Unterhaut und Beinfaszie. Im Bereich von *Gesäß, Hüften und Beinen* ist daher die *Unterhauttechnik nie mit langen Arbeitsgängen möglich.* Ferner ist über Muskelrändern die Verhaftung zwischen Unterhaut und Faszie normalerweise fester als über den Muskelflächen, BgZ haben an diesen Stellen daher besonders erhöhte Spannung. Häufig bilden sich über diesen Stellen innerhalb der Unterhaut selbst Verschiebeschichten aus. Der Behandler muß diese besonders verhafteten Stellen kennen, um beim Ziehen in der therapeutischen Schicht

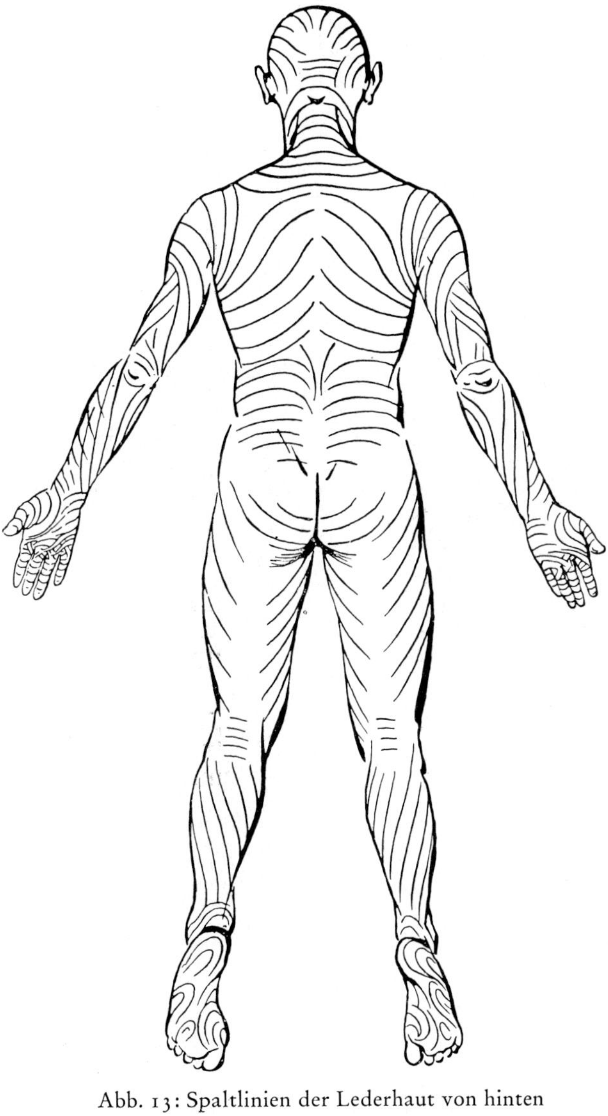

Abb. 13: Spaltlinien der Lederhaut von hinten

– d. h. fasziennah – zu bleiben. Von besonderer Bedeutung ist das im Kreuzbeinbereich, wo durch unexakte Technik hartnäckige Irritierungen im Gewebe und Organstörungen ausgelöst werden können.

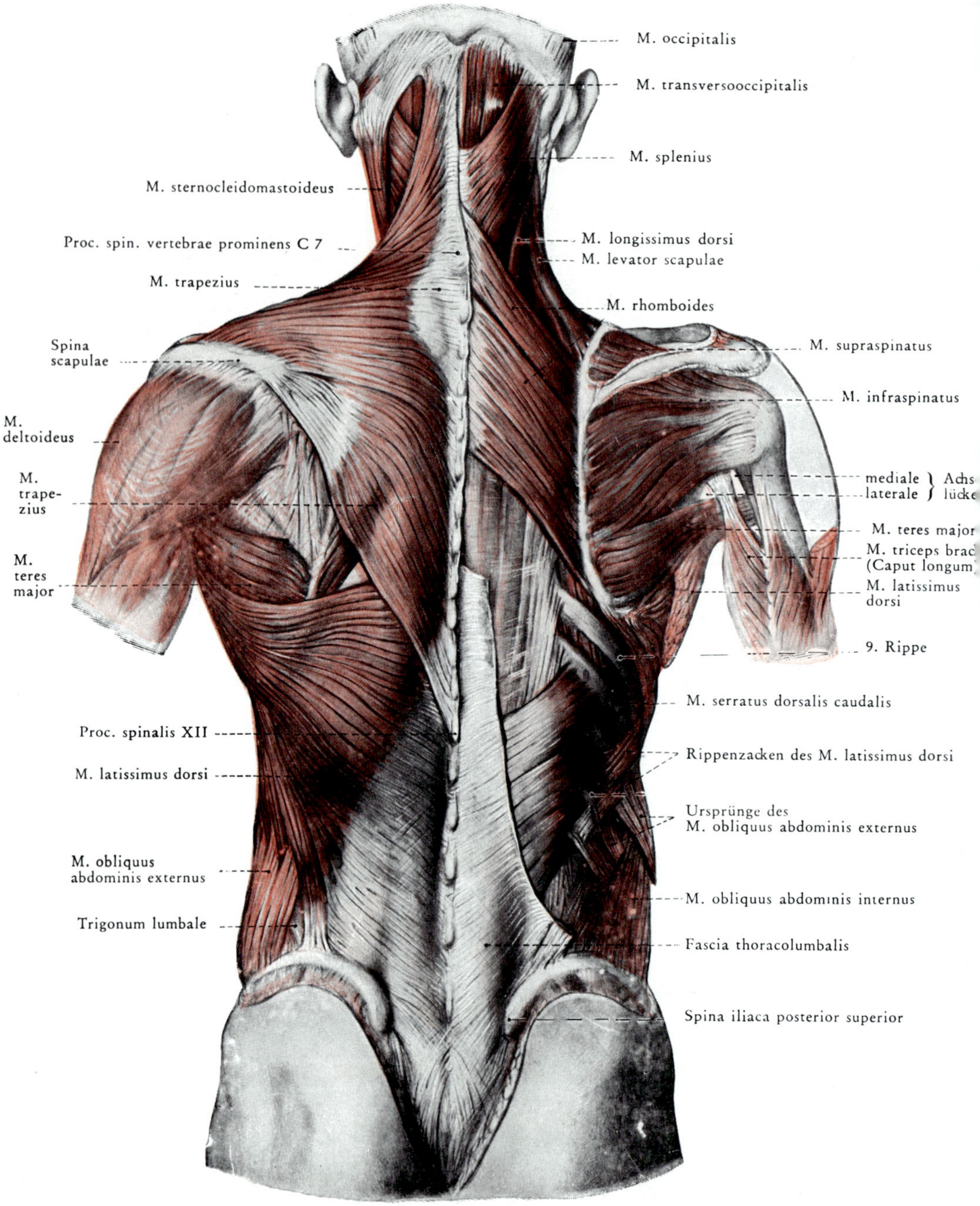

Abb. 14: Oberflächliche Schicht der Rückenmuskeln. Gliedmaßenmuskeln des Rückens (Arm-Schultergürtel)

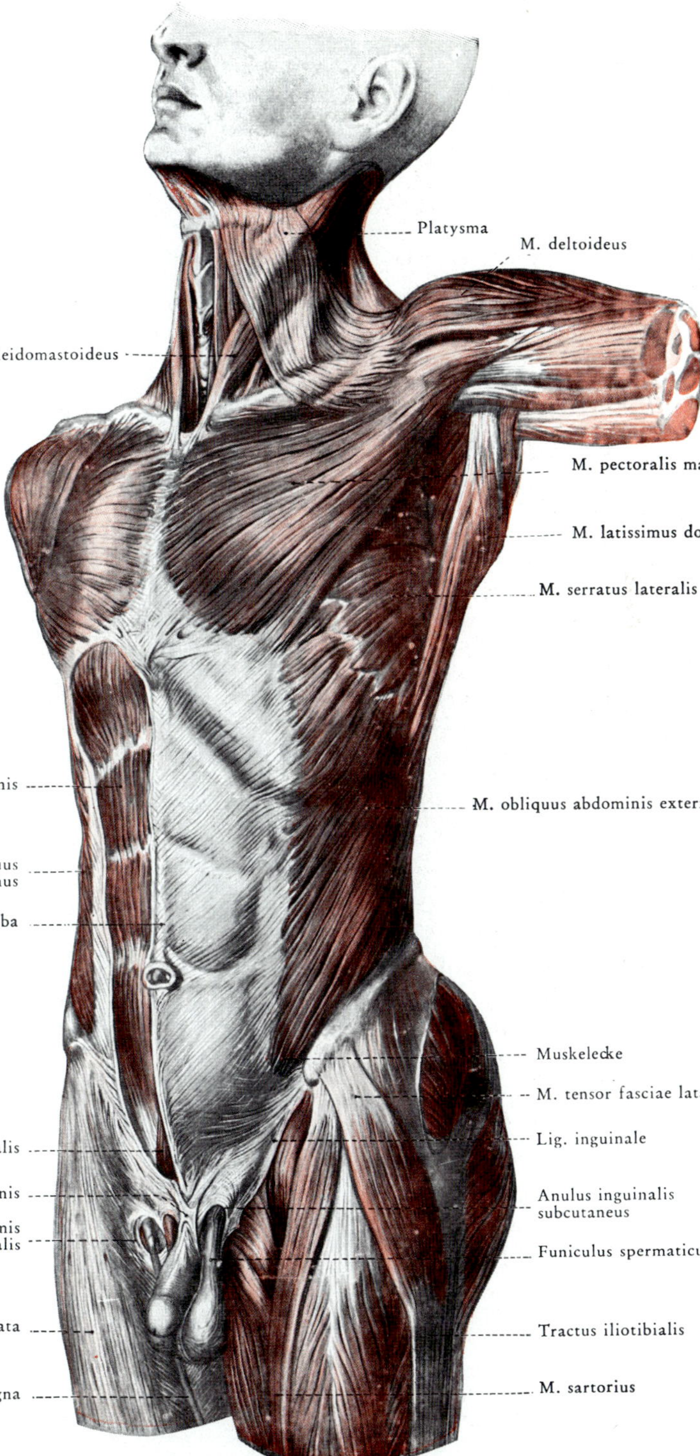

Abb. 15: Rumpfmuskeln schräg von vorn seitlich

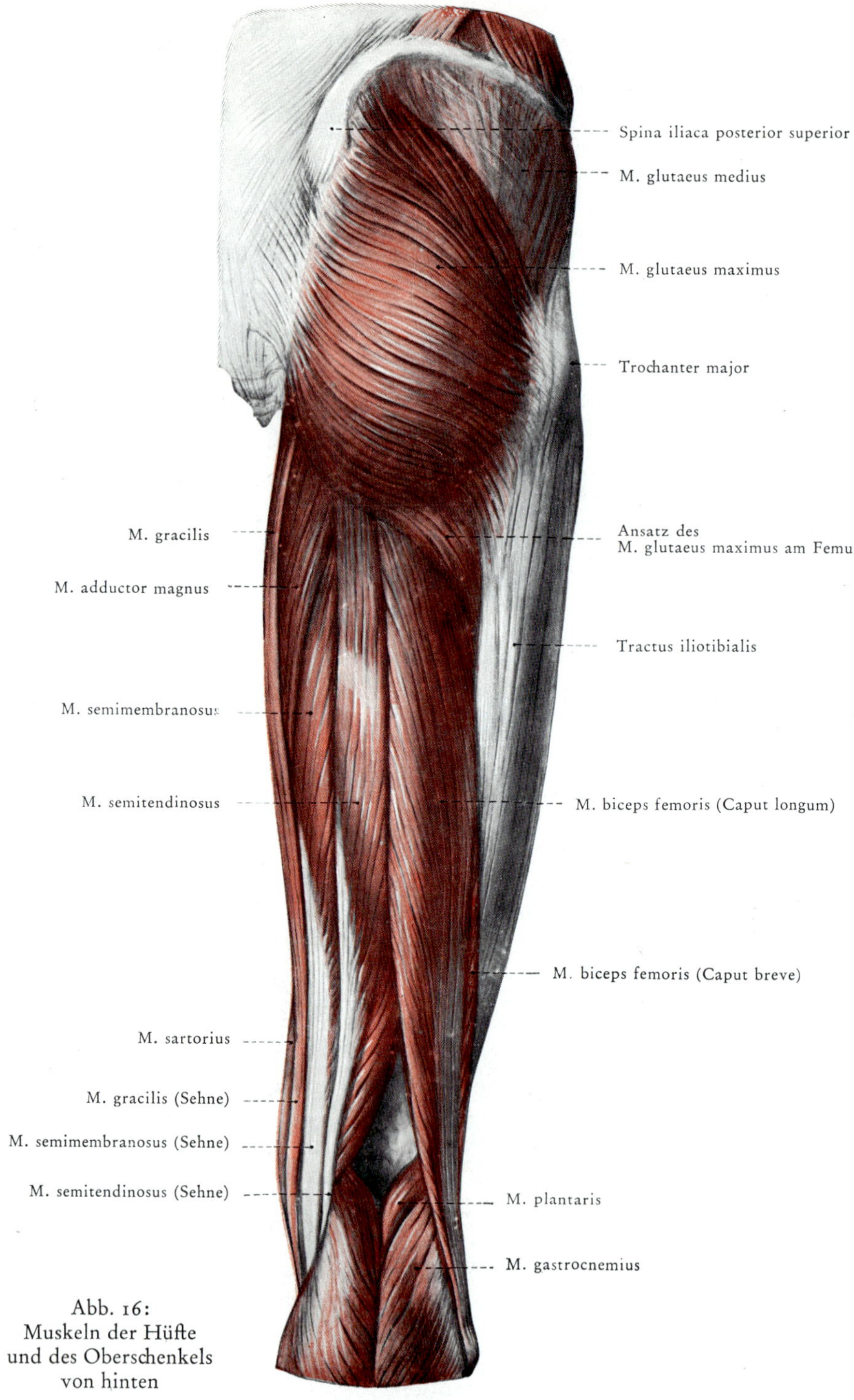

Abb. 16:
Muskeln der Hüfte
und des Oberschenkels
von hinten

Die *Richtung des Ziehens* ist in den drei Schichten bei langen und kurzen Arbeitsgängen *verschieden:*

die Hauttechnik arbeitet mit mehr oder weniger langen und fortlaufenden Arbeitsgängen, die *in der Richtung der Spaltlinien der Lederhaut* (siehe Abb. 12 und 13) verlaufen. In etwa gleicher Richtung verlaufen auch die Segmentgrenzen, die für die BgM in der oberen Verschiebeschicht Bedeutung haben;

die Unterhauttechnik wird

a) mit kürzeren oder längeren mehr oder weniger fortlaufenden Arbeitsgängen *in der Längsrichtung von Muskelzügen, Faszien- und Knochenrändern,*

b) mit kürzesten Arbeitsgängen = Anhaken *quer zu den jeweiligen Muskeln, Faszien- und Knochenrändern* durchgeführt;

die Faszientechnik wird immer nur als Anhaken *quer zu den Faszienrändern,* in besonderen Fällen auch *auf den Faszienflächen* ausgeführt.

Die Abbildungen 14, 15 und 16, die dem Lehrbuch der Anatomie des Menschen von Benninghoff entnommen sind, zeigen die für die BgM wichtigen Faszien- und Muskelränder, auf die bei der Beschreibung der Technik und Therapie jeweils hingewiesen wird.

Es folgt zunächst die Beschreibung der wichtigsten Arbeitsgänge der

Unterhaut- und Faszientechnik,

die in der Anwendung der BgM besondere Bedeutung haben, da bei den zur BgM kommenden Patienten die BgZ vorwiegend in der Verschiebeschicht zwischen Unterhaut und Körperfaszie vorhanden sind. Die BgZ in der oberen Verschiebeschicht dagegen sind bei akuten Erkrankungen und Störungen ausgebildet. Hier wird die BgM, die dann mit der Hauttechnik erfolgen muß, nur unter besonderen Gesichtspunkten verordnet. Die

BgM im Bereich des Rückens

wird im *Sitzen* erlernt und in vielen Fällen auch in dieser Haltung durchgeführt. *Grundsätzlich wichtig* ist bei allen Arbeitsgängen das *exakte Ansetzen der Finger* an den jeweiligen Gewebsstellen. Der Patient darf hierbei *weder einen Druck noch den Fingernagel* fühlen (man frage danach!). Der *therapeutische Zug wird ohne Steigerung des Druckes ausschließlich durch Ziehen* ausgeführt. Man arbeitet mit der rechten *und* linken Hand, und zwar über der rechten Seite des Patienten mit der rechten, über der linken Seite mit der linken Hand. (Ich spreche bei den technischen Anweisungen jeweils von der »gleichseitigen« Hand). Bei sehr erhöhter Gewebsspannung bewährt sich das Ziehen mit »unterstützter Hand«, an geeigneten Gewebsstellen (z. B. am Rand des Rectus abdominis, Sartorius usw.) bewährt sich das Ziehen mit den dicht nebeneinander angesetzten Mittelfingern beider Hände, auf dem Kreuzbein mit den Daumen. Wichtig ist die *Erzielung des druckfreien Ziehens.*

1. Anhaken des Kreuzbeinrandes

Ansetzen der Finger 2 bis 3 cm lateral vom Kreuzbeinrand –
Verschieben der Unterhaut im rechten Winkel auf das Kreuzbein zu bis zur Verschiebungs-

grenze (oft nur ein sehr kurzer Weg; man achte auf das exakte Arbeiten zwischen Unterhaut und Glutaealfaszie) –

Therapeutischer Zug exakt an das Kreuzbein heran (sehr starkes Schneiden in der Regel auch ohne neurovegetative Störungen).

Die Arbeitsgänge beginnen nahe an der Analfalte und werden dicht nebeneinander bis zum Iliosakralgelenk ausgeführt (Abb. 17 und 18).

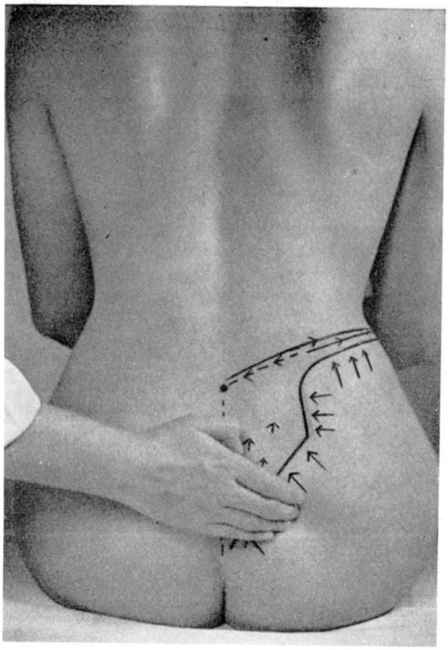

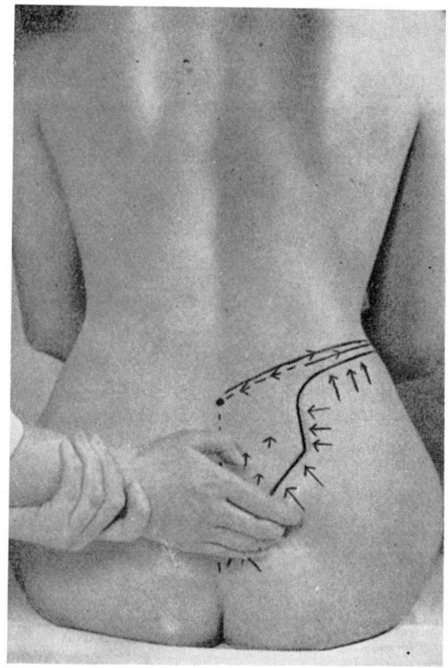

Anhaken des Kreuzbeinrandes
Abb. 17: mit einer Hand Abb. 18: mit unterstützter Hand

2. Anhaken des Iliosakralgelenks

Ansetzen der Finger 3 bis 5 cm lateral vom Iliosakralgelenk –

Verschiebung der Unterhaut zum Iliosakralgelenk hin bis zur Verschiebungsgrenze –

Therapeutischer Zug.

Da das Gewebe hier oft sehr empfindlich ist (bei Sakralgien, Arthrosen, Venen-Lymphstörungen, Genitalstörungen), werden die Finger zunächst *mit der Fingerkuppe* angesetzt und der Zug mit unterstützter Hand ausgeführt; erst mit nachlassender Spannung ist das Ziehen mit den radialen Fingerseiten angezeigt.

Die Arbeitsgänge werden dicht übereinander bis zum oberen Rand des Gelenks ausgeführt.

3. Anhaken des Kreuzbeins

Im Gegensatz zur Hauttechnik ist es bei der Unterhauttechnik mehr oder weniger belanglos, ob auf dem Kreuzbein eine Quellung liegt oder nicht. Bei einer Meneseszone ist eine solche häufig über dem unteren Teil, bei einer Blasen- und Verstopfungszone über dem oberen Teil oder über dem ganzen Kreuzbein (siehe Rücken S. 10). Ist eine Quellung vorhanden, so muß die Unterhauttechnik mit besonderer Sorgfalt ausgeführt werden, damit der therapeutische Zug in der fasziennahen Verschiebeschicht und nicht innerhalb der Unterhaut erfolgt.

a) Fingertechnik

Ansetzen der Finger mit der ulnaren Seite –
Verschieben der Unterhaut nach kranial bis zur Verschiebungsgrenze (sehr kleiner Weg), Vorsicht vor der Verschiebung innerhalb der Unterhaut! –
Therapeutischer Zug (meistens sehr starkes Schneiden).

b) Daumentechnik

Ansetzen beider Daumen mit der Außenseite der Kuppen (Abb. 19) dicht nebeneinander auf der rechten *oder* linken Kreuzbeinseite – nicht ein Daumen rechts, der andere links von der Mittellinie –
Verschieben der Unterhaut nach kranial –
Therapeutischer Zug. Der häufigste technische Fehler bei der Daumentechnik ist das Nachdrücken beim Ziehen, das unbedingt zu vermeiden ist.
Die BgM über dem Kreuzbein ist *besonders wichtig über dem unteren Drittel* (Blasen- und unterste Kopfzone).

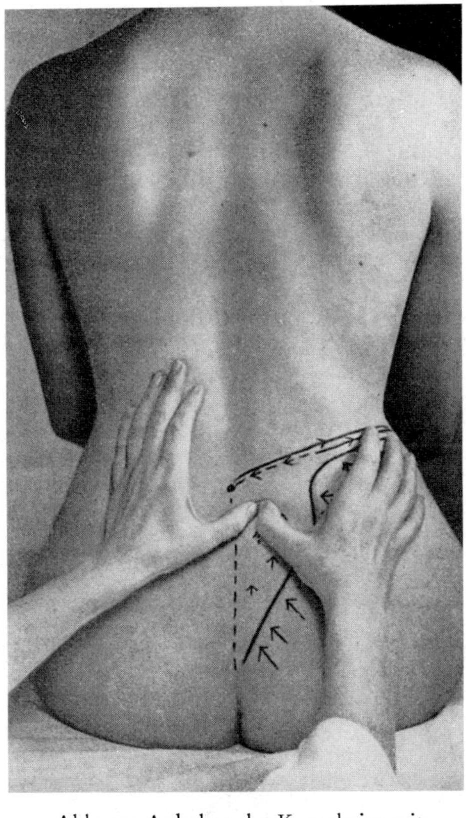

Abb. 19: Anhaken des Kreuzbeins mit Daumentechnik

4. Anhaken des Darmbeinkammes

Ansetzen der Finger (bei sehr erhöhter Spannung im Stehen mit den Fingerkuppen, bei mäßiger Spannung im Sitzen mit den ulnaren Fingerseiten) 3 bis 5 cm kaudal vom Darmbeinkamm –
Verschieben der Unterhaut nach kranial bis zur Verschiebungsgrenze, die kurz unterhalb des Darmbeinkammes erreicht sein soll –
Therapeutischer Zug exakt an den Darmbeinkamm heran.

Die Arbeitsgänge beginnen lateral vom Iliosakralgelenk (in jedem Fall außerhalb des oft sehr empfindlichen Gelenkgewebes) und werden dicht nebeneinander bis zur hinteren Axillarlinie durchgeführt. Wichtig ist die exakte Begrenzung des therapeutischen Zugs am Darmbeinkamm!

Die durch die kleinen Arbeitsgänge im Bereich des Kreuzbeins, der Iliosakralgelenke und des Darmbeinkamms erzielten Einzelreaktionen werden *erfahrungsgemäß zu einer einheitlichen Reaktion zusammengefaßt* durch das

5. Ziehen des Beckengangs

Darunter ist das *fortlaufende oder in Schüben ausgeführte Ziehen vom 5. Lendenwirbeldorn (LWD) über den oberen Rand des Iliosakralgelenks, dem Darmbeinkamm bis zur Spina iliaca anterior superior folgend, zu verstehen.*

Da das Gewebe zwischen dem 5. LWD und dem Iliosakralgelenk in der Regel sehr erhöht gespannt ist, gelingt der therapeutische Zug vom 5. LWD ab in den meisten Fällen nicht sofort. *Der Beckengang wird daher in zwei Abschnitte geteilt:* das Ziehen am Darmbeinkamm zur Bauchseite und das Ziehen vom oberen Rand des Iliosakralgelenks auf den 5. LWD hin.

a) Ziehen am Darmbeinkamm

Bei starker Spannung wird *im Stehen mit der gleichseitigen Hand gearbeitet (Abb. 20):*

Ansetzen der Finger mit der ulnaren Seite lateral vom Iliosakralgelenk –
Verschieben der Unterhaut bis zur Verschiebungsgrenze in der Richtung des Darmbeinkammes (kein Schneidegefühl!) –
Therapeutischer Zug (mit sofort einsetzendem mäßigem Schneiden) als fortlaufendes oder schubweises Ziehen am Rande des Darmbeinkammes.

Solange die Gewebsspannung sehr erhöht ist, verlassen die Finger etwa in der hinteren Axillarlinie den Darmbeinkamm und ziehen waagerecht weiter auf den Bauch bis zum lateralen Rand des Rectus abdominis.

Dieser Arbeitsgang *muß* mindestens leichtes Schneiden auslösen und darf keines-

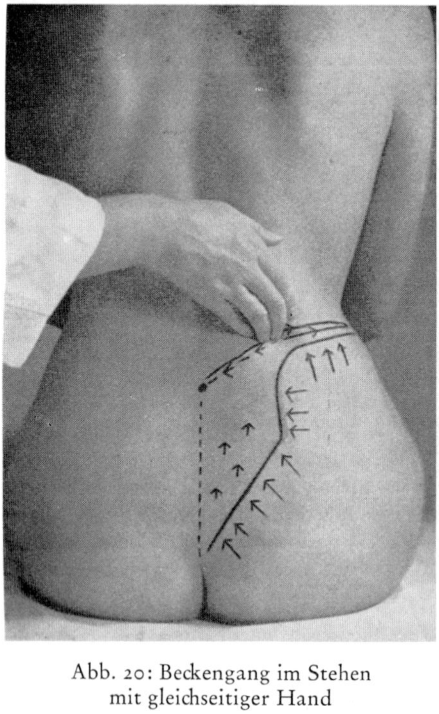

Abb. 20: Beckengang im Stehen mit gleichseitiger Hand

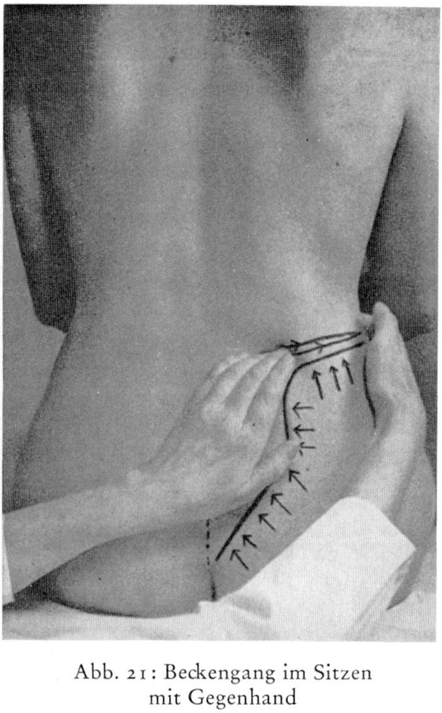

Abb. 21: Beckengang im Sitzen mit Gegenhand

falls nur als Streichen gefühlt werden, da sonst die durch die bisherigen Arbeitsgänge gesetzten Einzelreaktionen nicht in der richtigen Weise zusammengefaßt werden und nach der Behandlung leicht Gewebsirritierungen auftreten können.

Bei mäßiger und nachlassender Spannung bewährt sich die Ausführung dieses Arbeitsganges
im Sitzen mit der Gegenhand (Abb. 21):
auf der rechten Seite des Patienten wird die linke Hand mit den ulnaren Fingerseiten lateral vom Iliosakralgelenk angesetzt (das Handgelenk zeigt nach schräg links unten) – die gleichseitige rechte Hand wird breitflächig zum Gegenhalt an die Bauchseite des Patienten gelegt:

die *linke* Hand führt das fortlaufende oder schubweise Ziehen bis zur hinteren Axillarlinie durch, hier erfolgt *Handwechsel:*

die *rechte* Hand wird *von oben her* mit den ulnaren Fingerseiten angesetzt und führt den Zug u. U. bis zum lateralen Rektusrand durch.

b) Ziehen in dem Winkel von Kreuzbein-Wirbelsäule
(vom oberen Rand des Iliosakralgelenks zum 5. LWD)

Ansetzen der Finger am oberen Rand des Iliosakralgelenks, bei sehr erhöhter Spannung mit den ganzen Fingerkuppen, das Handgelenk zeigt nach schräg innen unten – bei geringerer Spannung mit den radialen Fingerseiten, die radiale Seite des Handgelenks zeigt zur Wirbelsäule.

Verschieben der Unterhaut bis zur Verschiebungsgrenze in Richtung auf den 5. LWD hin (sehr kleiner Weg) –

Therapeutischer Zug fortlaufend oder schubweise zum 5. LWD, *der Zug muß auf dem 5. LWD »landen«.*

Der Patient fühlt das Schneiden immer stärker, je näher der Zug zum 5. LWD kommt. Auf dem 5. LWD wird das Schneidegefühl oft mit »elektrischen« Funken, die nach allen Seiten wie bei einer »Wunderkerze« spritzen, verglichen. Trotz seiner prickelnden Stärke wird dieses Gefühl meistens als »richtig«, der vorher aufhörende Arbeitsgang als »unbefriedigend« bezeichnet.

Hat die Gewebsspannung zwischen dem oberen Rand des Iliosakralgelenks und dem 5. LWD nach einigen Behandlungen nachgelassen, so wird der *vollständige Beckengang in gleicher Weise im Stehen oder Sitzen* gezogen. Er beginnt exakt am 5. LWD, das Schneidegefühl muß kurz nach dem begonnenen Zug sehr stark vorhanden sein und im Laufe des fortlaufenden oder schubweisen Weiterziehens nachlassen. Die Finger verlassen in den ersten Behandlungen den Darmbeinkamm nach der hinteren Axillarlinie und ziehen waagerecht auf den Bauch weiter, erst in späteren Behandlungen wird der Zug bis zur Spina iliaca anterior superior durchgeführt.

Die bisher beschriebenen Arbeitsgänge müssen technisch sehr exakt ausgeführt werden, um *Irritierungen* zu vermeiden. Diese treten bei störbarer Reaktionslage und sehr ausgeprägten BgZ häufig auf, *besonders unangenehm jedoch bei unexaktem Ansetzen der Finger und nicht richtiger Begrenzung der Arbeitsgänge:*

Beim *Anhaken des Kreuzbeinrandes*

kratzt sich der Patient z. B. plötzlich an der Außenseite des Ober- oder Unterschenkels: es handelt sich um eine Irritierung der neural zugehörigen Gewebsabschnitte.

Beim *Anhaken des rechten Darmbeinkammes*

fühlt der Patient plötzlich starkes Jucken zwischen dem rechten Schulterblatt und der

Wirbelsäule: es handelt sich um eine erweiterte Irritierung auf der gleichen Seite, auf der der Reiz gesetzt wurde.

Beim *Anhaken des linken Kreuzbeinrandes*

tritt plötzlich schmerzhaftes Brennen an der Außenseite des rechten Oberschenkels auf: es handelt sich um eine Irritierung auf der Gegenseite.

Beim *Anhaken auf dem Kreuzbein*

tritt häufig schwerer dumpfer Kopfschmerz auf. Diese Reaktion ist auch bei Menschen möglich, die sonst nie derartige Beschwerden haben. Diese Irritierung beruht fast immer auf *falscher Technik:* das Anhaken über dem unteren Drittel des Kreuzbeins ist zu oberflächlich, d. h. nicht in der richtigen therapeutischen Schicht zwischen Unterhaut und Kreuzbeinfaszie ausgeführt worden. Bei einer ausgeprägten Blasenzone, in deren oberen Bereich die unterste Kopfzone hineinreicht, ist das ein häufiger technischer Fehler. Die Kopfschmerzen können in den meisten Fällen *spontan beseitigt werden, indem in der therapeutisch richtigen* (tiefgehenden) Weise einige Male im Bereich des unteren Drittels des Kreuzbeins angehakt wird.

In Ausbildungskursen tritt bei der Übung des Anhakens auf dem Kreuzbein mit der Finger- und Daumentechnik meistens bei einer größeren Zahl der Teilnehmer der dumpfe Kopfschmerz auf. Es wird zunächst als »Zauberei« angesehen, wenn durch 2–3maliges Anhaken über dem unteren Drittel des Kreuzbeines (wichtig nahe der Analfalte) die Kopfschmerzen wie weggeblasen sind! Außer dem unexakten Ziehen zwischen Unterhaut und Faszie ist *das Nachdrücken* beim Ziehen fehlerhaft. Sobald das Ziehen ohne Nachdrücken gelingt, werden auch keine Kopfschmerzen mehr ausgelöst. Zu den besonderen Freuden beim Lernen der BgM gehört es, wenn es zum erstenmal gelingt, gesetzte Störungen selbst zu beseitigen.

Die Irritierungen im Gewebe sind oft flüchtig, wie ein Hauch, dem Patienten selbst nicht bewußt: er streicht nur plötzlich – reflektorisch – über die betreffende Gewebsstelle; oft sind sie sehr stark und zwingen zum Reiben und Kratzen. Der Behandler muß solche Reaktionen als Gewebsirritierungen erkennen und sofort zu beseitigen versuchen, da sie andernfalls Stunden nach der Behandlung wieder und gesteigert auftreten und auch die Nachtruhe stören können.

Daß die *Beseitigung der Irritierungen während der BgM* wichtig ist, wurde erst im Laufe der praktischen Erfahrungen erkannt. Wie unangenehm sich u. U. nicht ausgeglichene Irritierungen für Patienten auswirken können, mögen zwei Beispiele aus der ersten Zeit der BgM zeigen:

1. Eine Patientin, 42 Jahre alt, hatte auf der Basis einer angeborenen doppelseitigen Hüftluxation starke Hüft- und Rückenschmerzen und wurde deshalb mit BgM behandelt. In der 6. Behandlung trat ein außerordentlich unangenehmes reifenartiges Umklammerungsgefühl im oberen Drittel des rechten Oberschenkels auf, das auch in den folgenden BgM nicht zu beeinflussen war und wochenlang bestehen blieb.

2. Eine Mitarbeiterin war in einer Ausbildungsklasse Versuchsobjekt. Während der BgM im Bereich des rechten Darmbeinkammes und der Spina iliaca anterior superior trat sehr starkes Jucken im rechten Bein auf. Alle lachten über diese Erscheinung, deren Bedeutung als Irritierung durch synneurische Störungen damals noch nicht genügend bekannt war. Aus dem Jucken wurde aber wenige Stunden später ein zunehmendes schmerzhaftes Brennen, der Strumpf konnte nicht mehr ertragen werden, das ganze Bein war »wie rohes Fleisch«. Erst nach mehreren Tagen Bettruhe mit einem Drahtbügel über dem Bein klang die Störung langsam ab. Besonders auffällig dabei war eine schwere psychische Verstimmung, die spontan mit dem Juckreiz eingetreten und ebenso mit dem Verschwinden der Störung wieder abgeklungen war.

Wie die praktischen Erfahrungen im Laufe der Jahre gezeigt haben, ist die *häu-*

figste Ursache der Irritierungen die unexakte Technik der BgM, und zwar sowohl hinsichtlich des Ziehens in den jeweiligen therapeutischen Schichten als vor allem in dem richtigen Ansetzen der Arbeitsgänge an den verschiedenen Gewebsstellen. Auch der geübteste Behandler kann bei sehr erhöhter Gewebsspannung aus der therapeutischen Schicht herausrutschen. Die dadurch ausgelösten Störungen sind jedoch nie so schwer und nachhaltig, wie wenn sie durch *das unexakte Ansetzen* der Arbeitsgänge entstehen. Dafür ein Beispiel:

Eine meiner Mitarbeiterinnen ließ in einem Fortbildungskurs die Arbeitsgänge am Kreuzbein an sich selbst ausführen. Die übende Krankengymnastin führte die Arbeitsgänge nicht exakt am Kreuzbein, sondern lateral auf dem Gesäß aus und holte mich nach kurzer Zeit zur Hilfe: in dem Bein der »behandelten« Kreuzbeinseite war ein sehr unangenehmes, sich dauernd steigerndes Umklammerungsgefühl im oberen Drittel des Oberschenkels (wie bei dem oben beschriebenen 1. Beispiel) eingetreten. Das ganze Bein war wie abgeschnürt und schwer. Durch einige wenige exakt angesetzte Arbeitsgänge am gleichen Kreuzbeinrand konnte die Störung rasch und vollständig beseitigt werden.

Wenn die Arbeitsgänge der BgM exakt angesetzt und gezogen werden, treten Irritierungen viel seltener, leichter und flüchtiger auf und sind dann durch die Störbarkeit im Bereich der BgZ bedingt. Ihre Beseitigung gelingt in der Regel spontan *durch das ein- bis zweimalige tiefe Durchziehen des Beckenganges.*

Bleiben die Störungen trotz richtiger Technik und intensivem mehrmaligem Durchziehen des Beckenganges bestehen, so ist, wie die Erfahrung gezeigt hat, das *Gewebe im Bereich des Trochanter major bedeutungsvoll* und muß in die Behandlung einbezogen werden. Das ist besonders der Fall, wenn die Patienten an Verstopfung, Stauungsbeschwerden der Beine, Krampfadern, Durchblutungsstörungen nach Verletzungen des Beins u. dgl. m. leiden.

Die im Bereich von Hüften und Gesäß besonders erhöht gespannten BgZ werden nicht im Sitzen, sondern aus *Seitenlage* behandelt, so auch das Gewebe im Bereich des Trochanter major. Die Beseitigung hartnäckiger Irritierungen, die während der Behandlung im Sitzen auftreten, ist jedoch durch

6. Anhaken des Trochanter major im Sitzen

evtl. möglich und kann versucht werden.

Ansetzen der Finger mit den Fingerkuppen an der medialen Trochanterseite (die Hand wird von hinten her unter die laterale Seite des Gesäßes geschoben, der Patient setzt sich dazu am besten etwas zurück, daß die Finger leicht angelegt werden können) –
Vorbereiten des Patienten auf das voraussichtlich sehr starke Schneidegefühl –
Therapeutischer Zug (sehr kleiner Weg nach dorsal, also in der Längsrichtung des Femur).

Im allgemeinen genügt ein- bis zweimaliges Anziehen auf der Seite der Störung und das anschließende Durchziehen des Beckenganges, um die Irritierung zum Verschwinden zu bringen.

Die *BgM* (Unterhaut- und Faszientechnik) *im Bereich des Rückens wird zunächst über den lateralen Rückenabschnitten ausgeführt, da hierdurch Organbeschwerden durch synneurische Verschiebungen nicht ausgelöst und bestehende Organbeschwerden erfahrungsgemäß günstig beeinflußt werden.* Es folgt zunächst das

7. Anhaken des Latissimusrandes mit Faszientechnik

Zur Feststellung des Muskelrandes legt der Patient die jeweilige Hand auf den Kopf, die Krankengymnastin gibt von unten her an seinem Ellenbogen Widerstand: der Ellenbogen wird bei aufrecht bleibendem Sitzen seitlich heruntergedrückt; hierbei springt der Rand des Latissimus deutlich heraus oder ist mindestens zu fühlen.

Ansetzen der Finger (der gleichseitigen Hand) mit den Fingerkuppen ventral an den Muskelrand dicht oberhalb des Darmbeinkammes – (Abb. 22)

Therapeutischer Zug in Richtung zur Wirbelsäule hin (Schneidegefühl tritt *sofort* ein). Zwischen Darmbeinkamm und 10. Rippe ist das Anziehen des Muskels einfach, über dem Brustkorb wegen seiner Verbindung mit dem Obliquus externus abdominis wesentlich schwieriger. Gelingt hier die Faszientechnik nicht, so arbeite man *in der gleichen Weise mit der Unterhauttechnik*, bei der der therapeutische Zug fast ohne vorherige Verschiebung der Unterhaut eintritt.

Die dicht übereinander gesetzten Arbeitsgänge werden bis zum unteren Schulterblattwinkel durchgeführt. Hier folgt das

8. Anhaken des unteren Schulterblattwinkels mit Unterhauttechnik

Die Unterhaut hat in diesem Bereich auch bei stark ausgebildeten BgZ großen Bewegungsspielraum, so daß der therapeutische Zug nicht ohne weiteres zu erzielen ist: Am besten gelingt er auf folgende Weise:

Ansetzen der Finger mit den Fingerkuppen lateral am Schulterblattwinkel (das Handgelenk zeigt nach innen unten) –

Verschieben der Unterhaut um den unteren Schulterblattwinkel herum auf die Innenseite bis zur Verschiebungsgrenze, die im allgemeinen nach Umrandung der Winkelspitze erreicht ist (Abb. 22) –

Therapeutischer Zug (mit sofort einsetzendem Schneiden).

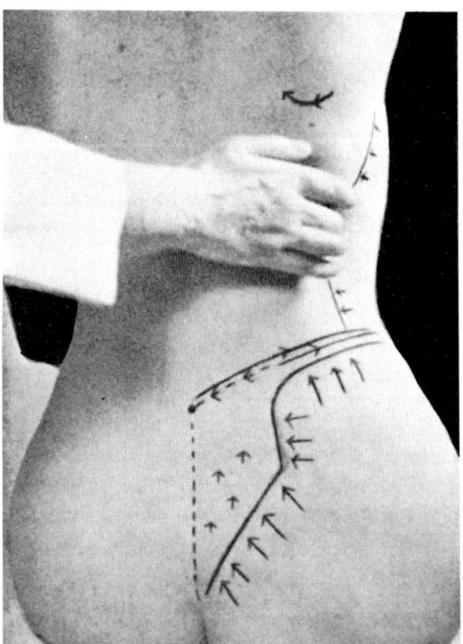

Abb. 22: Anhaken des Latissimusrandes mit Faszientechnik

Der Patient hält den Ellenbogen etwas abgewinkelt vom Rumpf, indem er die Hand mit den Fingern nach innen auf den Oberschenkel legt. Der Zug wird einige Male ausgeführt und dann wieder abwärts im Bereich des Latissimusrandes mit Unterhaut- und Faszientechnik gearbeitet oder das

9. Anhaken des medialen Schulterblattrandes und der Schultergräte

ausgeführt (Abb. 23).

Die Krankengymnastin steht hierbei nicht hinter dem Rücken, sondern vor der anderen Seite des Patienten:

Ansetzen der Fingerkuppen der gleichseitigen Hand einige Zentimeter lateral von dem medialen Schulterblattrand –

Verschieben der Unterhaut zum medialen Schulterblattrand hin bis zur Verschiebungsgrenze –

Therapeutischer Zug. Dieser ist oft nicht leicht zu erzielen, da sich über dem Schulterblatt häufig innerhalb der Unterhaut Verschiebeschichten ausbilden, dem unerfahrenen Behandler erscheint dann die Spannung gering.

Um die faszienahe Schicht zu erfassen, wird mit der anderen Hand (von oben her) die Haut an der lateralen Schulterblattseite etwas gegengehalten.

Der therapeutische Zug muß exakt am medialen Schulterblattrand beendet werden.

Das Anhaken der Schultergräte ist grundsätzlich gleich:

Die Krankengymnastin steht hierzu besser auf der jeweiligen Schulterblattseite. Bei sehr erhöhter Spannung (Paraesthesien der Arme usw.) erfolgt das

Ansetzen der Fingerkuppen der gleichseitigen Hand von oben her –

bei geringerer Spannung der ulnaren Fingerseiten der Gegenhand kaudal von der Gräte –

Verschieben der Unterhaut nach kranial bis zur Verschiebungsgrenze, die dicht unterhalb der Gräte erreicht sein soll –

Therapeutischer Zug an die Schultergräte heran.

Die gesetzten Einzelreize im Bereich des Rumpfes werden zusammengefaßt durch den

10. Brustkorbgang

= *fortlaufendes oder schubweises Durchziehen vom 12. Brustwirbeldorn (BWD) im Verlauf des unteren Brustkorbrandes bis zum lateralen Rand des Rectus abdominis, später bis zum Schwertfortsatz.*

Das Gewebe über dem Erector trunci ist in der Regel so erhöht gespannt, daß der therapeutische Zug vom 12. BWD ab nach außen in den meisten Fällen nicht von Anfang an möglich ist. Der *Brustkorbgang* wird daher wie der Beckengang *in zwei Abschnitte* geteilt: das Ziehen am Brustkorbrand vom lateralen Rand des Rückenstreckers ab über die Brustkorbseite nach vorn und das Ziehen vom lateralen Rand des Rückenstreckers zum 12. BWD hin (Abb. 23).

a) Ziehen am Brustkorbrand vom lateralen Rand des Erector trunci ab nach vorn

Bei starker Spannung arbeitet man

im Stehen mit der gleichseitigen Hand:

Ansetzen der ulnaren Fingerseiten über dem lateralen Muskelrand –

Verschieben der Unterhaut bis zur Verschiebungsgrenze in Richtung des unteren Brustkorbrandes (kein Schneidegefühl!) –

Therapeutischer Zug (mit sofort einsetzendem oft starkem Schneiden) als fortlaufendes oder schubweises Ziehen entlang dem unteren Brustkorbrand. Beim Ziehen über die Körperseite nach vorn muß der Behandler technisch aufpassen, daß die Finger nicht die therapeutische Schicht verlieren. Das läßt sich am besten dadurch vermeiden, daß der Ellenbogen der ziehenden Hand bei der Arbeit in der Körperseite immer mehr vom Rumpf abgewinkelt wird, wodurch die Finger in dem therapeutisch günstigen Winkel von etwa 60 Grad im Gewebe weiterziehen.

Bei richtiger Technik tritt bei diesem Arbeitsgang in den ersten Behandlungen immer mehr oder weniger starkes Schneidegefühl auf. Wird nur Streichen gefühlt, so stimmt der therapeutische Zug nicht, und der Arbeitsgang ist zu wiederholen. Nur wenn Schneiden ausgelöst wird, erfolgt der Zusammenschluß der Einzelreaktionen.

Bei mäßiger und nachlassender Spannung kann das Ziehen

im Sitzen mit der Gegenhand erfolgen:

Auf der rechten Seite des Patienten wird die linke Hand mit den ulnaren Fingerseiten am lateralen Rand des Rückenstreckers angesetzt (das Handgelenk zeigt nach schräg links unten) – die gleichseitige rechte Hand wird breitflächig zum Gegenhalt an die Bauchseite des Patienten angelegt:

die *linke* Hand führt das fortlaufende oder schubweise Ziehen bis zur hinteren Axillarlinie durch, hier erfolgt *Handwechsel:*

die *rechte* Hand wird *von oben her* mit den ulnaren Fingerseiten angesetzt und führt den

Zug bis zum lateralen Rektusrand durch, evtl. auch weiter bis zum Schwertfortsatz (Schneiden *muß*, wenn auch in leichtester Form, auftreten!).

b) Ziehen vom lateralen Muskelrand zum 12. BWD hin

Ansetzen der ulnaren Fingerseiten der gleichseitigen Hand am lateralen Muskelrand etwas kaudal vom 12. BWD –

Verschieben der Unterhaut bis zur Verschiebungsgrenze zum 12. BWD hin (kleiner Weg, kein Schneiden!) –

Therapeutischer Zug fortlaufend oder schubweise bis zum 12. BWD, *der Zug muß auf dem 12. BWD »landen«.*

In ähnlicher Weise wie beim 5. LWD steigert sich das Schneiden, je näher der Zug zum 12. BWD kommt, tritt dort aber im allgemeinen nicht so stark auf. Nach einigen Arbeitsgängen über dem Rückenstrecker in der beschriebenen Weise versucht man

den vollständigen Brustkorbgang, zunächst *im Stehen mit der gleichseitigen Hand,* später *im Sitzen mit der Gegenhand.* Er beginnt *exakt am 12. BWD,* das Schneidegefühl muß kurz nach dem begonnenen Zug deutlich auftreten. Über dem Rücken läßt es in der Regel nach, um im Bereich der Körperseite u. U. außerordentlich stark zu werden. Der Zug ist hier entsprechend zu verlangsamen. Wenn ausgeprägte BgZ im Bereich der rechten Brustkorbseite (Leber-Gallenzonen) vorhanden sind, wird der Zug über den seitlichen Abschnitten zunächst beendet, das gleiche gilt für die linke Brustkorbseite (Herz- oder Magenzone).

Es folgen nun

11. breite Arbeitsgänge über den lateralen Rückenabschnitten

Beim Ansetzen der Finger und beim Ziehen ist zu beachten, daß die Unterhaut über den lateralen Rückenabschnitten auch bei stark ausgebildeten BgZ wegen des großen Bewegungsspielraums immer mehr oder weniger gut verschieblich bleibt. Das Ziehen gelingt am besten folgendermaßen:

Ansetzen der Fingerkuppen der gleichseitigen Hand über dem Latissimusrand (Daumenseite oben) –

Verschieben der Unterhaut bis zur Verschiebungsgrenze *nach kranial* –

Therapeutischer Zug über den Latissimus herüber zur Wirbelsäule hin, Beendigung des Zugs, wenn nicht schon vorher wegen der erhöhten Gewebsspannung, am lateralen Rand des Erector trunci.

Die Finger können beim Ziehen über dem Latissimusrand gedreht werden, so daß die radialen Fingerseiten ziehen. Bei sehr erhöhter Spannung wird der Zug besser mit den ganzen Fingerkuppen, also ohne Drehen der Hand ausgeführt.

Die Arbeitsgänge werden dicht übereinander etwa in der Richtung der Rippen ausgeführt, aber nicht nur zwischen den Rippen, sondern in dem ganzen Gewebe über und zwischen den Rippen (Abb. 23).

Bei den bisher beschriebenen Arbeitsgängen im Bereich des Rückens und Brustkorbs treten gelegentlich *Irritierungen* auf:

Bei der BgM über der *rechten Seite* »tönt« z. B. der zwischen dem Schulterblatt und der Wirbelsäule gelegene, zum Leber-Gallensystem gehörige Maximalpunkt (siehe S. 7) flüchtig oder auch so stark an, daß der Patient sich spontan energisch kratzt. Auch über dem Trapezius seitlich am Übergang von Nacken-Hals fühlt der Patient oft plötzlich ein Kribbeln: Es handelt sich hier um das Gewebe, das bei allen Erkrankungen und Störungen im Bereich der Brust- und Bauchorgane erhöht gespannt ist.

Auf der *linken Seite* meldet sich häufig das Gewebe unterhalb der Schultergräte durch Juckreiz. Dieser Gewebsabschnitt ist bei Armstörungen und Magenbeschwerden immer sehr erhöht gespannt.

Diese Irritierungen können im allgemeinen durch das ein- bis zweimalige tiefe *Durchziehen des Brustkorbganges* spontan zum Verschwinden gebracht werden. Bleiben sie jedoch bestehen oder steigern sie sich, so ist

12. der paravertebrale Längsgang

2 bis 3 cm lateral von den *Dornfortsätzen* wirksam.

Dieser Arbeitsgang wurde früher als »diagnostischer Strich« bezeichnet, und bei der Hauttechnik hat er auch heute noch diese Bedeutung. Durch die enge Beziehung der paravertebralen Gewebsabschnitte mit den inneren Organen werden hierdurch jedoch sehr leicht synneurische Störungen ausgelöst (siehe S. 36), so daß die »diagnostische« Tastung der BgZ nur durch die flächige Tastung erfolgt (siehe S. 15).

Zum Ausgleich von Irritierungen kann der Längsgang (Abb. 23) *jedoch wegen der Beziehung des paravertebralen Gewebes zu den inneren Organen gelegentlich günstig sein.* Er wird folgendermaßen ausgeführt:

Ansetzen der ulnaren Fingerseiten der gleichseitigen Hand 2 bis 3 cm lateral vom 5. LWD –

Verschieben der Unterhaut bis zur Verschiebungsgrenze nach kranial (sehr kleiner Weg) –

Therapeutischer Zug fortlaufend oder schubweise nach kranial.

Der Zug ist oft nur in kleinen Schüben möglich. Das gilt besonders für das Ziehen über dem Brustkorb. Man führe das Ziehen unter keinen Umständen gewaltsam durch, da hierdurch erfahrungsgemäß sehr schwere und nicht ohne weiteres auszugleichende Organbeschwerden ausgelöst werden können. Besondere *»Vorsicht« ist zwischen den Schulterblättern* angezeigt: dieses Gewebe steht in enger Beziehung zu Herz, Magen, Leber-Gallensystem und Kopf.

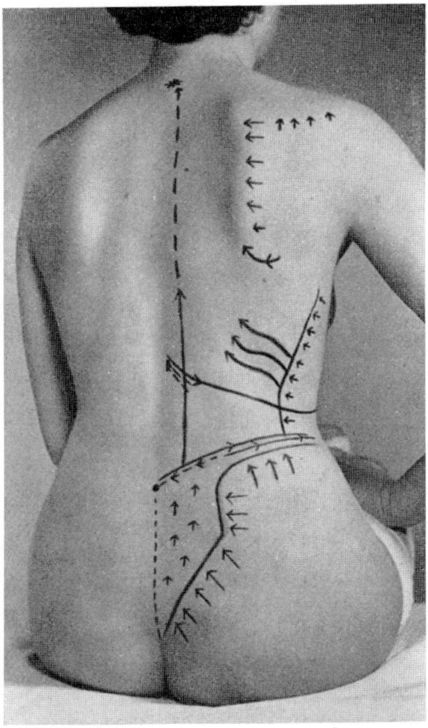

Abb. 23: Schema der Arbeitsgänge 1–12

Die ebenfalls zugeordneten Lungen und Bronchien sind offenbar weniger störbar als die vorher genannten Organe, die außerordentlich leicht durch unzweckmäßiges Ziehen zwischen den Schulterblättern irritiert werden. Zur Beseitigung von Irritierungen als Folge synneurischer Störungen genügt in den meisten Fällen schon das Ziehen des Längsganges zwischen Becken und unteren Brustkorbabschnitten. Ist der Behandler »unsicher«, ob das Weiterziehen möglich ist, so verzichtet er besser darauf!

Bei sehr erhöhter Spannung über dem Brustkorb sind oft die breiteren Arbeitsgänge über den lateralen Abschnitten (11) nicht erfolgreich ausführbar. Dann wird zunächst

13. Anhaken über den seitlichen Brustkorbabschnitten

(Unterhauttechnik) zwischen der hinteren und vorderen Axillarlinie ausgeführt (Abb. 42). Damit das Gewebe gut zugänglich ist, legt der Patient die jeweilige Hand mit den Fingern nach innen auf den Oberschenkel, wodurch der Ellenbogen vom Rumpf etwas abgewinkelt wird.

a) im Stehen (bei sehr erhöhter Spannung)

Ansetzen der Fingerkuppen im unteren Brustkorbbereich (Handgelenk oben) –

Verschieben der Unterhaut nach kranial bis zur Verschiebungsgrenze (kein Schneiden!) –

Therapeutischer Zug (Schneidegefühl muß sofort einsetzen).

b) im Sitzen (bei geringer Spannung)

Ansetzen der ulnaren Fingerseiten (gleichseitige Hand) –

Verschieben der Unterhaut bis zur Verschiebungsgrenze nach kranial –

Therapeutischer Zug.

Die Arbeitsgänge werden dicht neben- und übereinander etwa bis zur Höhe des unteren Schulterblattwinkels ausgeführt.

Das Anhaken über der seitlichen Brustwand und die breiteren Arbeitsgänge über dem Latissimus dorsi (11 und 13) werden im Wechsel ausgeführt. Durch das Anhaken über der seitlichen Brustwand läßt die erhöhte Spannung über den lateralen Rückenabschnitten oft rasch nach, so daß die breiteren Arbeitsgänge ausführbar werden.

Die beiden Arbeitsgänge werden dann miteinander verbunden: Die Finger der gleichseitigen Hand werden mit der ulnaren Seite am lateralen Rand des Erector trunci angesetzt und ziehen nach lateral bis vor den Rand des Latissimus dorsi, von hier ab wird der Zug nach kranial geführt, aus dem Anhaken in das fortlaufende Ziehen übergehend, je nach der vorhandenen Spannung.

Wenn Armbeschwerden als Paraesthesien z. B. im Klimakterium oder bei chronischen Störungen des Leber-Gallensystems (rechts) oder bei Herzbeschwerden (links) bestehen, können die kleinen Arbeitsgänge über der seitlichen Brustwand *bis in die Achselhöhle* durchgeführt werden. Die Gefahr synneurischer Störungen besteht praktisch nicht, da diese Gewebsabschnitte zu dem nicht autochthonen Rückengewebe gehören und neural dem Halsmark angeschlossen sind.

Die *Unterhauttechnik* wird im allgemeinen *in den ersten Behandlungen nicht in den paravertebralen Gewebsabschnitten* ausgeführt, da hierdurch leicht synneurische Störungen gesetzt werden. Es bewährt sich erfahrungsgemäß, die ersten 3 bis 4 Behandlungen in der bisher beschriebenen Weise durchzuführen und erst dann

14. Arbeitsgänge über dem Erector trunci anzuschließen:

Ansetzen der Fingerkuppen der gleichseitigen Hand über dem lateralen Muskelrand –

Verschiebung der Unterhaut bis zur Verschiebungsgrenze nach kranial –

Therapeutischer Zug mit Drehen des Handgelenks nach außen, die radialen Fingerspitzen ziehen dann fortlaufend oder schubweise über den Muskel bis an die Dornfortsätze heran oder zwischen diese hinein (Abb. 24).

Wie beim Heranziehen zum 5. LWD und 12. BWD steigert sich das Schneiden, je näher der Zug zu den Dornfortsätzen kommt. *Am schwierigsten in technischer Hinsicht sind die letzten 2 bis 3 cm, aber diese sind therapeutisch besonders wichtig.*

Die breiteren Arbeitsgänge über dem Latissimus dorsi werden am besten mit den Arbeitsgängen über dem Erector trunci verbunden. Da die Spannung zwischen

Unterhaut und Faszie über dem lateralen Rand des Rückenstreckers besonders stark ist, bewährt sich bei guter allgemeiner Verschiebbarkeit hier das nochmalige Schieben der Unterhaut nach kranial, so daß eine Wellenlinie entsteht:

Ansetzen der Finger über dem Latissimusrand –

Verschieben der Unterhaut nach kranial bis zur Verschiebungsgrenze –

Therapeutischer Zug zum lateralen Rand des Rückenstreckers mit Drehen der Hand –

Verschieben der Unterhaut nach kranial bis zur Verschiebungsgrenze –

Therapeutischer Zug über den Rückenstrecker bis zu den Dornfortsätzen mit Drehen der Hand.

Wenn BgZ vorhanden sind, *müssen* die bisher beschriebenen Arbeitsgänge, wenn sie technisch richtig angesetzt sind und die richtige Reaktion beim Patienten eintritt, ein mindestens angedeutetes helles klares Schneidegefühl auslösen. Es gibt jedoch hin und wieder Patienten, bei denen alle Arbeitsgänge oder ein Teil derselben *trotz richtiger Technik kein Schneiden* auslösen: Beim Ziehen wird nur belangloses Streichen oder dumpfer Druck gefühlt. Diese Nicht- oder Fehlreaktion besagt, daß die neurale Wirkung der BgM nicht in der richtigen Weise eintritt. Die Erfahrungen mit der Unterhauttechnik haben im Laufe der Jahre ergeben, daß das *Trigonum lumbale* (siehe Abb. 24) *ein besonderer Reaktionspunkt ist,* von dem aus das Schneidegefühl oft spontan ausgelöst wird. Im allgemeinen genügt das ein- bis zweimalige Anziehen auf jeder Seite.

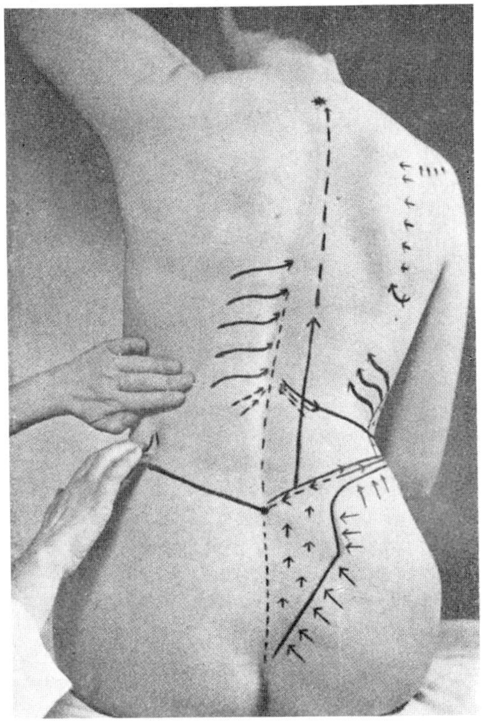

Abb. 24: Anhaken des Trigonum lumbale. Arbeitsgänge über Erector trunci (links)

15. Anhaken des Trigonum lumbale

Da dieser Zug, wenn er richtig sitzt, ein außerordentlich starkes Schneidegefühl auslöst, muß der Patient darauf vorbereitet werden und verstehen, warum der Behandler diesen Zug ausführt. Die Krankengymnastin macht sich das Trigonum lumbale, das

unten vom Darmbeinkamm,
hinten vom Latissimusrand,
vorn von den untersten Fasern des Obliquus externus abdominis

gebildet wird, durch die Anspannung des Latissimus klar, wie bei 7) beschrieben:

Ansetzen der Fingerkuppen der gleichseitigen Hand etwa 2 bis 4 cm oberhalb des Darmbeinkamms direkt vor dem Latissimusrand. Die andere Hand hält die Unterhaut, die hier besonders reichlichen Bewegungsspielraum hat, durch einen leichten Zug nach kranial gegen den

therapeutischen Zug fest, der *senkrecht nach innen unten angesetzt* wird und an der ventralen Seite des Darmbeinkamms endet (Abb. 24).

Tritt das Schneidegefühl nicht besonders stark, stechend, ein, so saß der Zug nicht richtig und muß wiederholt werden. Öfter als 3mal versuche man diesen Zug nicht, auch wenn er nicht recht gelungen ist. Bei falscher Technik können von diesem reizempfindlichen Punkt aus sehr unangenehme Reaktionen wie Bauchschmerzen, dumpfe Gewebsschmerzen, Hexenschuß u. a. m. ausgelöst werden.

Ist der Zug in der richtigen Weise gelungen, so ist in den meisten Fällen an allen vorher nicht oder falsch reagierenden Gewebsabschnitten *das helle, klare Schneidegefühl* zum größten Erstaunen des Patienten vorhanden.

Die *Reihenfolge* der bisher beschriebenen Arbeitsgänge hat *keine grundsätzliche Bedeutung.* Ich habe sie so gebracht, wie sie sich in den ersten BgM besonders bewähren, und die Gefahr von Irritierungen gering ist. Die Behandlung kann jedoch auch anders aufgebaut werden: im Bereich des Brustkorbs und der Schulterblätter beginnen und die wichtigen Arbeitsgänge im Kreuzbeinbereich erst am Schluß machen.

An die BgM des Rückens, die mit den grundsätzlich gleichen Arbeitsgängen auch *in rechter und linker Seitenlage* ausgeführt werden kann, schließt sich *immer*

die BgM im Bereich der vorderen Rumpfseite

an. Sehr häufig werden als Folge der durch die Massage gesetzten Reize Spannungsverschiebungen und neue Spannungen über der Bauchseite ausgelöst, die durch sorgfältiges Nachziehen im Bereich der vorderen Rumpfwand beseitigt werden müssen. Bei den ersten BgM, in denen die erhöhte Gewebsspannung ausgedehnt und eine starke Störbarkeit wahrscheinlich ist, wird die BgM *über der vorderen Rumpfseite in Rückenlage ausgeführt.* Die hauptsächlichen Arbeitsgänge sind am Brustkorbrand und am Becken, also gewissermaßen die Fortsetzung der Brustkorb- und Beckengänge (5 und 10). Oft ist das fortlaufende oder schubweise Ziehen in der Längsrichtung nicht möglich, so daß kleine Arbeitsgänge vorauszuschicken sind.

16. Anhaken des Brustkorbrandes (vom Brustkorb her, Abb. 25):

Ansetzen der Fingerkuppen 2 bis 3 cm oberhalb des Brustkorbrandes (Handgelenk über dem Bauch) –

Verschieben der Unterhaut bis zur Verschiebungsgrenze im rechten Winkel zum Brustkorbrand hin (kein Schneiden) –

Therapeutischer Zug direkt auf dem Brustkorbrand mit sehr deutlichem Schneiden. Der *Zug muß am Brustkorbrand begrenzt sein* und darf nicht in den Bauch hineinfallen.

Die Arbeitsgänge beginnen in der vorderen Axillarlinie und werden dicht nebeneinander bis zum lateralen Rektusrand und evtl. auch noch über dem Rektus bis nahe zum Schwertfortsatz ausgeführt.

Über der Verbindung der 7./8. Rippe »tönt« bei allen Menschen durch den Nervus interostobrachialis der Ellenbogen mehr oder weniger stark an, so daß wir hier geradezu von dem *»Ellenbogenpunkt«* sprechen können:

Der Patient fühlt plötzlich beim Anhaken des Gewebes über der 7. und 8. Rippe an der medialen Ellenbogenseite einen Lufthauch – eine Berührung, wie wenn eine Mücke darüberläuft – einen scharfen Stich wie von einer Wespe usw.

Dieses *Mitreagieren eines nicht behandelten Gewebsabschnittes,* das, wie schon gesagt, bei fast allen Menschen auszulösen ist, *kann* auch den ungläubigsten Patienten *von der neuralen Wirkung der BgM überzeugen.*

Nach den kleinen Arbeitsgängen oberhalb des Brustkorbrandes versuche man

17. den Brustkorbgang

Ansetzen der Finger mit der ulnaren Seite etwa im Bereich der mittleren Axillarlinie *direkt unterhalb des Brustkorbrandes* (Abb. 25) –

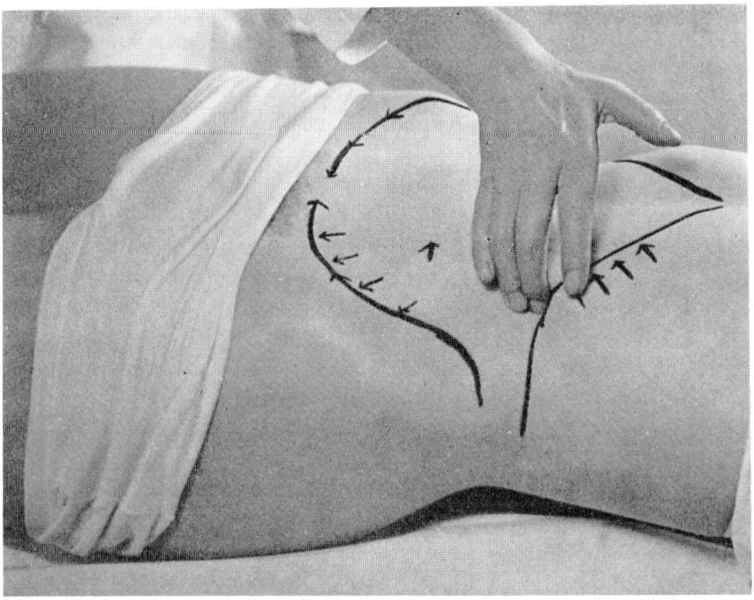

Abb. 25: Ziehen des Brustkorbganges

Verschieben der Unterhaut in der Richtung des Brustkorbrandes bis zur Verschiebungsgrenze –

Therapeutischer Zug durch fortlaufendes oder schubweises Weiterziehen entlang dem unteren Brustkorbrand (auf dem Bauch, nicht auf dem Brustkorb!).

Über den lateralen Rektusrand hinweg ist in der Regel in den ersten Behandlungen das fortlaufende Ziehen nicht möglich, man beendet hier den Zug. In späteren Behandlungen kann das Weiterziehen bis zum *Schwertfortsatz* möglich sein.

In dieser Weise wird die BgM auch am anderen Brustkorbrand ausgeführt. Ist das Durchziehen möglich, so erübrigen sich die kleinen Arbeitsgänge.

18. Anhaken des Beckenrandes

Ansetzen der Finger mit den Fingerkuppen 2 bis 3 cm kranial vom Beckenrand auf der Bauchseite (Handgelenk zeigt nach schräg unten außen zum Oberschenkel) – die andere Hand wird medial von den angesetzten Fingern flach auf den Bauch gelegt und hält die oft sehr lockere Bauchhaut (Abb. 26) gegen das

Verschieben der Unterhaut bis zur Verschiebungsgrenze zum Beckenrand hin (noch kein Schneiden!) –

Therapeutischer Zug exakt an den Beckenrand. Das Schneiden kann hierbei fast unerträglich stark sein, so daß in »Zeitlupe« angezogen werden muß.

Man beginnt mit diesen Arbeitsgängen medial von der Spina iliaca ventralis und führt sie dicht nebeneinander bis zur Symphyse durch. Anschließend versuche man

19. den Beckengang

Ansetzen der Finger mit den ulnaren Seiten etwa in der mittleren Axillarlinie *direkt oberhalb des Darmbeinkammes* –

Verschieben der Unterhaut bis zur Verschiebungsgrenze in Richtung des Beckenrandes –

Therapeutischer Zug durch fortlaufendes oder schubweises, sehr langsames Weiterziehen dem Beckenrand folgend. Medial von der Spina iliaca ventralis ist das Gewebe oft außerordentlich stark gespannt, man führt dann das Anhaken (18) weiter aus.

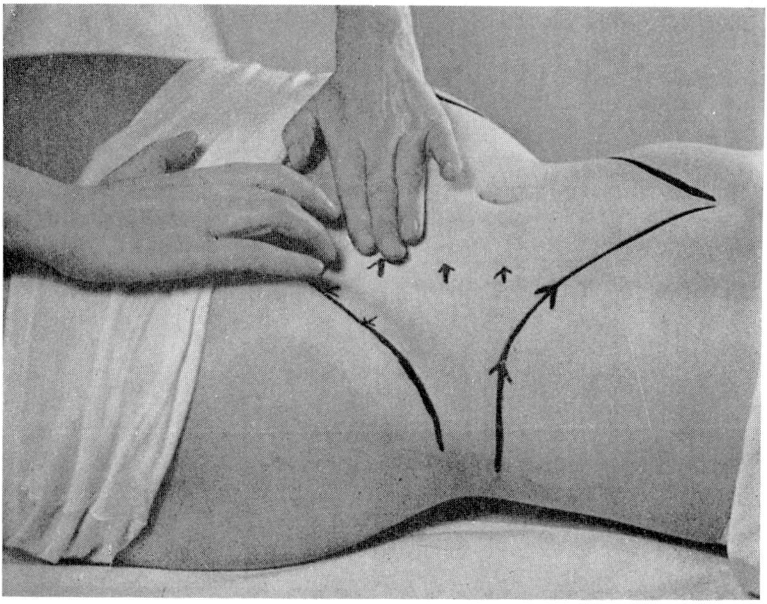

Abb. 26: Anhaken des Beckenrandes

Wenn im Bereich des Beckenrandes sowohl das Anhaken wie das fortlaufende oder schubweise Ziehen mit sehr starkem Schneidegefühl verbunden ist, bewährt sich als weitere Vorbereitung dieses wichtigen zusammenfassenden Arbeitsgangs

20. das Anhaken des Rektusrandes mit Faszientechnik

Ansetzen der dicht nebeneinander liegenden Mittelfinger beider Hände (diese liegen flach auf dem Bauch) an dem jeweils gegenüberliegenden Rektusrand –

Therapeutischer Zug nach medial (das Schneidegefühl tritt sofort, aber im allgemeinen erträglich ein).

Diese Arbeitsgänge werden in Höhe des Nabels begonnen, weil hier der Muskelrand am besten zugänglich ist, und über dem Oberbauch und bis auf den Brustkorb (siehe Abb. 26) und über dem Unterbauch bis zur Symphyse exakt an den Muskelrändern ausgeführt. Anschließend an diese mehrmals auszuführenden Arbeitsgänge ist das vorher unerträgliche Schneidegefühl im Bereich des Beckenrandes oft wesentlich geringer, so daß der fortlaufende Beckengang bis zur Symphyse gezogen werden kann.

Wenn die erhöhte Gewebsspannung und die vegetative Störbarkeit nach einigen BgM nachgelassen hat, können die *Brustkorb- und Beckengänge* schon im Rahmen der BgM am Rücken und als Abschluß ebenfalls im *Sitzen* durchgeführt werden, das spezielle Nachziehen in Rückenlage erübrigt sich:

der *Brustkorbgang* beginnt am 12. BWD – oder am lateralen Rand des Erector trunci – und folgt dem Verlauf des Brustkorbrandes bis zum lateralen Rektusrand bzw. zum Schwertfortsatz –

der *Beckengang* beginnt am 5. LWD – oder am Iliosakralgelenk – und wird dem Beckenrand folgend bis zum lateralen Rektusrand bzw. zur Symphyse durchgeführt.

Beide Arbeitsgänge werden *nahe an den Knochenrändern, aber niemals auf diesen gezogen.* Die Erfahrung zahlreicher Ausbildungs- und Fortbildungskurse hat gezeigt, daß diese Angabe zwar einfach und klar ist, daß aber ihre praktische Ausführung häufig Schwierigkeiten macht. Das beruht vor allem darauf, daß zwischen dem Brustkorb- und Beckenrand häufig nur in den Anatomiebüchern eine größere Entfernung besteht, daß aber am Lebenden gar nicht selten der Brustkorbrand bis zum Beckenrand und in dieses hinein reicht. Wenn der Behandler unsicher ist, ob er die jeweiligen Knochenränder auch richtig tastet, lege er den Brustkorbrand lieber zu tief und den Beckenrand höher.

Werden diese Arbeitsgänge auf dem Brustkorb oder Becken ausgeführt, so wirken sie *nicht zusammenfassend und verlieren damit ihren therapeutischen Sinn.*

Damit ist die BgM, die bei den verschiedenen Krankheitsbildern und Beschwerden zunächst in der beschriebenen Weise durchgeführt werden kann und das »Spiel im Gewebe« eröffnet, beendet.

Die Patienten sollen nach dem Abschluß der einzelnen Behandlungen kein besonderes »Gefühl« im Gewebe und keine Organreaktionen haben. Gelegentlich wird angegeben, daß einzelne Züge der BgM noch etwas »nachklingen«. Um sicher zu sein, daß es sich hierbei nicht um verzögerte Irritierungen durch synneurische Störungen handelt, soll der Patient einige Minuten ruhig liegen bleiben (3 bis 5 Min.). Ist nach dieser Zeit das »Nachklingen« nicht völlig verschwunden, so handelt es sich wahrscheinlich um Irritierungen, die durch das Nachziehen der Brustkorb- und Beckengänge zu beseitigen sind. Ambulante Patienten können nach der BgM im allgemeinen sofort aufstehen und nach Hause gehen. Die leichte Ermüdung nach der BgM wird nach dem Aufstehen als wohlige Entspannung empfunden. Ruhen die Patienten aber eine halbe Stunde, so fällt das Aufstehen viel schwerer, sie gleiten in dieser Zeit schon in die *humorale Reaktion* hinein, die erst nach 1 bis 2 Stunden regelrecht einsetzt. Die Überwindung der leichten Ermüdung direkt nach der BgM, die auf der parasympathischen Schaltung des vegetativen Nervensystems beruht, kann durch eine Tasse Tee oder Kaffe, etwas Schokolade, Obst oder ein Bonbon, gelegentlich auch durch einen kleinen »Gesundheitsschnaps«, wenn ärztlicherseits nichts dagegen spricht, unterstützt werden. Die Lebensgeister werden dadurch schnell wieder munter, Hausfrauen und Berufstätige können noch 1 bis 2 Stunden etwas erledigen. Nach dieser Zeit soll jedoch Ruhe gehalten werden können, damit die nun einsetzende *humorale Reaktion* in der rechten Weise wirken kann. Die ersten 2 bis 4 Behandlungen werden daher, wenn irgend möglich, an das Ende der Vor- oder Nachmittage und keinesfalls zwischen die Arbeitszeiten hinein gelegt. Beachtet der Behandler die möglichen Reaktionen nicht, so entsteht bei Patienten sehr leicht der Eindruck, daß sie durch die Behandlung überanstrengt worden sind und bitten ihren Arzt, diese Behandlung wieder abzusetzen, weil sie sie nicht vertragen. Die starke *humorale Reaktion* ist jedoch gerade in den ersten Behandlungen sehr erwünscht. Es muß daher dem Patienten erklärt werden, warum er müde wird und warum es wichtig ist, diese Müdigkeit richtig wirken zu lassen!

Bei manchen Krankheitsbildern und Beschwerden ist das *Hinübergleiten von der neuralen in die humorale Reaktionsphase* erwünscht, besonders bei *spastischen Gefäßbildern, allgemeiner Erschöpfung mit Herzbeschwerden, labilem Bluthochdruck* u. dgl. m. Diese Patienten werden die ersten Male am besten zu Hause behandelt und bleiben nach der BgM 2 bis 3 Stunden liegen. Mit Besserung des Krankheitsbildes oder der jeweiligen Beschwerden ist die ambulante BgM bei günstiger Wahl der Behandlungszeiten dann durchaus möglich.

Wenn *im Bereich der Hüften und des Gesäßes BgZ vorhanden* sind, was bei weiblichen Patienten so gut wie immer der Fall ist (Venen-Lymphzonen, Verstopfungszonen, arterielle Gefäßzonen der Beine, periphere Störungen mit BgZ), wird an die BgM des Rückens im Sitzen die

BgM in Seitenlage

angeschlossen:

1. Anhaken des Gewebes im Bereich des Trochanter major

(Unterhauttechnik). Der Behandler steht oder sitzt an der Vorderseite des Patienten.

Ansetzen der Fingerkuppen mit unterstützter Hand etwa 10 cm distal vom Trochanter an der Dorsalseite des Femur über dem Ansatz des Glutaeus maximus (siehe Abb. 27) –

Verschieben der Unterhaut bis zur Verschiebungsgrenze (sehr kleiner Weg) –

Therapeutischer Zug (sehr kurzes Ziehen, oft fast kein Weg, sehr starkes Schneidegefühl).

Die Arbeitsgänge werden dicht nebeneinander aufwärts bis kurz unterhalb des Trochanters ausgeführt. Über dem Ansatz des Glutaeus medius, der den Trochanter von oben umgreift, ist das Verschieben der Unterhaut in der Regel nicht möglich. Die Erfahrung hat gezeigt, daß das Anhaken um den Trochanter herum bis auf die ventrale Seite nicht günstig wirkt, so daß die Arbeitsgänge *nur im dorsalen Trochanterbereich* ausgeführt werden.

Tritt bei der Unterhauttechnik das Schneidegefühl nicht in der der Spannung entsprechenden Weise ein oder wird dumpfer Druck angegeben, so werden *die gleichen Arbeitsgänge mit Faszientechnik* ausgeführt. (Hierbei entfällt nach dem Ansetzen der Finger das Verschieben der Unterhaut.)

Tritt auch hierbei das Schneidegefühl nicht ein, so bewährt sich das *Anhaken des Trigonum lumbale*, wodurch meistens spontan die richtigen Reaktionen ausgelöst werden (siehe S. 59).

2. Ziehen in der Längsrichtung des Oberschenkels

Die kleinen Arbeitsgänge von 1) werden miteinander verbunden (Abb. 28).

Ansetzen der Fingerkuppen wie bei 1) –

Verschieben der Unterhaut bis zur Verschiebungsgrenze in der Richtung zum Trochanter hin (mit den ulnaren Fingerseiten) –

Therapeutischer Zug.

In den meisten Fällen können zunächst nur 1–2–3 Anhakstellen miteinander verbunden werden. Gelingt schließlich – oft erst nach einer ganzen Reihe von BgM – das fortlaufende Ziehen, so *achte man darauf, daß der Zug in der faszien-nahen Verschiebeschicht* erfolgt.

Durch falsch angesetzes Ziehen können durch diesen kleinen Längsgang schwere und hartnäckige *Beinstörungen ausgelöst* werden: Schweregefühl, »Lähmungs«-Gefühl, starkes und lange anhaltendes »Einschlafen«, stechende Schmerzen in Unterschenkelvenen und bisher schmerzlosen Geschwüren im Bereich der Knöchel, Knöchelschwellungen u. dgl. m.

Bei *richtiger Ausführung* ist umgekehrt das Anhaken und schließlich der kleine Längsgang im Bereich des dorsalen Trochantergewebes *therapeutisch von besonderer Wirkung bei der Beseitigung der oben genannten Störungen.*

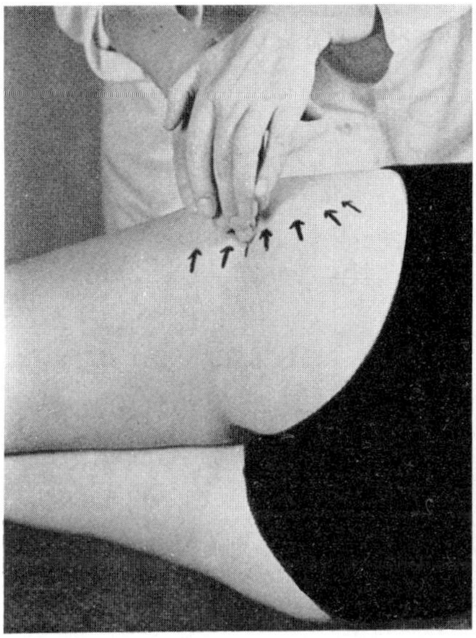

Abb. 27: Anhaken des Trochanter major mit beschwertem Finger

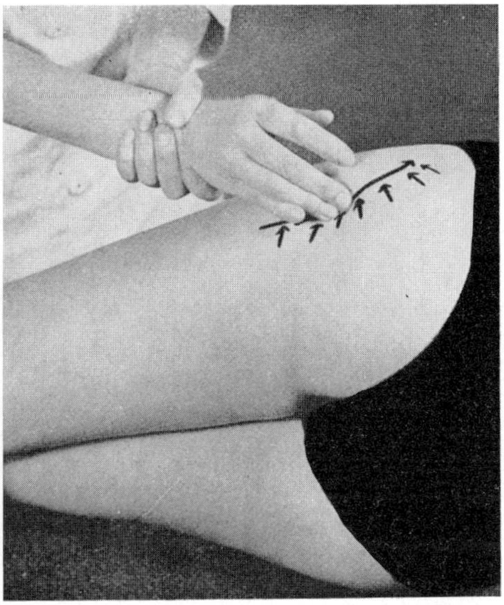

Abb. 28: Ziehen in der Längsrichtung des Oberschenkels mit unterstützter Hand

3. Ziehen vom Trochanter major zur Kreuzbeinspitze

Man zieht wie bei 2) bis zum kaudalen Rand des Glutaeus maximus und führt dann wenige Schübe über dem Gesäß in der Längsrichtung der Fasern des Glutaeus maximus in der Richtung zur Kreuzbeinspitze hin aus. Wie bei den Arbeitsgängen von 2) ist oft erst nach einer großen Zahl von BgM – und dann nicht immer – das schubweise Ziehen bis zur Kreuzbeinspitze möglich. Führt man das Ziehen gewaltsam und ohne klares Schneidegefühl aus, so treten die gleichen Störungen, wie bei 2) angegeben, auf.

4. Anhaken der Gesäßfalte zum Trochanter major hin

Vom Trochanter major verlaufen in einem nach oben offenen Bogen Faserzüge quer über den kaudalen Abschnitt des Glutaeus maximus. Sie dienen zur Verstärkung der Fascia lata und ziehen beim Sitzen den Glutaeus maximus zum Trochanter major heran und verhüten dadurch Druckschäden des Muskels bei langem Sitzen (Sitzhalfter nach Lanz-Wachsmuth).

Ansetzen der Fingerkuppen (mit unterstützter Hand) im Bereich der Gesäßfalte einige Zentimeter medial vom Trochantergebiet –

Therapeutischer Zug nach lateral (sehr kleiner Weg) mit sehr starkem Schneiden.

Dieser Gewebsabschnitt hat erfahrungsgemäß eine *besondere Einwirkung auf die vegetativen Reaktionen im Bereich des Gesäßes und der Beine.* Er wird bei Fehl- oder Nicht-Reaktion der Arbeitsgänge 1 bis 3 sowie bei der *Behandlung sekundärer Amenorrhoen als therapeutischer Reaktionspunkt* höchstens 3mal hintereinander sehr langsam angezogen und der Patient auf das außerordentlich scharfe Schneidegefühl *vorbereitet.* Ist dieses Gewebe bei Fehl- oder Nicht-Reaktion der genannten Arbeitsgänge angezogen worden, so prüfe man, ob nun die richtige neurale Schaltung erfolgt, indem die vorherigen Arbeitsgänge noch einmal ausgeführt werden. Durch den Beckengang (vom 5. LWD oder vom Iliosakralgelenk ab) werden abschließend die gesetzten Einzelreize zusammengefaßt.

Bei Menschen mit *fülligem Körperbau* ist die Unterhaut in sich oft so prall gespannt, daß sie nicht oder kaum gegen die Körperfaszie verschoben werden kann. Hier bewährt sich in den ersten Behandlungen die

flächige Bindegewebsmassage

Durch die Beeinflussung des Stoffwechsels und die neurale Wirkung läßt die Spannung der Unterhaut oft schon in 1 bis 2 Behandlungen eindrucksvoll nach, so daß nun die Strichtechnik ohne zu starkes Schneidegefühl mit dem üblichen Zeitaufwand ausführbar wird. Die Behandlung wird in *lockerer Seitenlage* (Becken leicht gekippt, Hohlkreuzhaltung bei entspannten Rückenmuskeln, unteres Knie leicht angebeugt, oberes Bein locker gestreckt liegend) *im Bereich von Gesäß, Hüften, Kreuzbein, Rücken und unterer Brustkorbhälfte, gelegentlich auch über den Schulterblättern* durchgeführt. (Das paravertebrale Gewebe *zwischen* den Schulterblättern wird nicht bearbeitet, da hierdurch ungünstige neurale Reaktionen ausgelöst werden können.)

Oft ist nicht nur die weiche Bearbeitung der Unterhaut, sondern auch *die Durchbewegung der darunterliegenden Muskeln* notwendig, da häufig die Faszien der einzelnen Muskelindividuen und die bindgewebige Verschiebeschicht zwischen den Muskeln ebenfalls gespannt sind. Durch *das flächige Verwinden der Muskeln erfolgt die spontane Entspannung der Körperfaszie,* wodurch die Unterhaut gegen diese verschieblich wird.

Die Abbildungen 29 und 30 zeigen die Technik.

Bei der fl. BgM ist die *unterschiedliche Verschiebbarkeit* der Unterhaut über Gesäß und Rücken zu beachten. Es wurde schon darauf hingewiesen, daß die Verbindung zwischen Unterhaut und Glutaealfaszie anders und fester ist als mit der Rückenfaszie.

Das läßt sich leicht feststellen, wenn man in Bauchlage eine *Hautfalte am Rücken* faßt und dann eine kräftige Anspannung der darunter liegenden Muskeln ausführen läßt, z. B. durch Anheben des Brustkorbs oder beider Beine: die *Hautfalte kann* ohne Schwierigkeiten auch *während der Muskelanspannung festgehalten* werden. Am Gesäß ist schon das Fassen einer Hautfalte nicht in gleicher Weise möglich, was nicht etwa durch die größere Dicke der Gesäßhaut, sondern durch ihre anatomische Verhaftung mit der Glutaealfaszie bedingt ist. Hat man eine Hautfalte zwischen den Fingern und wird nun eine kräftige Anspannung der Gesäßmuskeln ausgeführt, z. B. durch Heben beider gestreckt gehaltener Beine, Abheben des

Rumpfes usw., so wird *die Hautfalte sofort aus den haltenden Fingern herausgezogen.* Für die fl. BgM ergibt sich daraus, daß die *Unterhaut im Bereich von Gesäß und Hüften* auch ohne BgZ *nur in kleinen* Schüben bewegt werden kann, während *über Rücken und Brustkorb das fortlaufende Verschieben* anatomisch möglich und zu erstreben ist.

Die technische Schwierigkeit liegt oft darin, daß die *Daumen nicht exakt* angesetzt werden und bis zum Verschieben der Unterhaut einen *Anlaufweg von 2 bis 3 cm* benötigen. Hierdurch wird ein unangenehmes Druckgefühl an den jeweiligen Stellen ausgelöst, wodurch wie bei der BgM *Störungen als Gewebsirritierungen und Organbeschwerden* eintreten können.

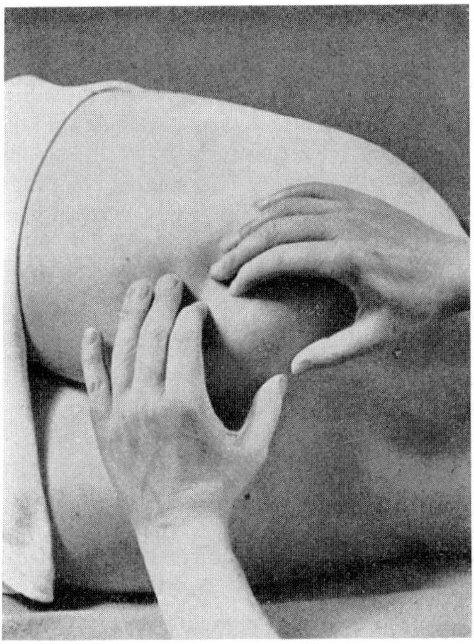

Abb. 29

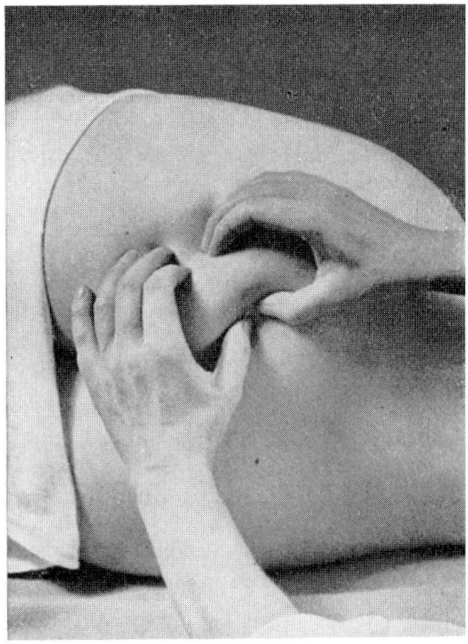

Abb. 30

Die Finger *beider Hände* werden 5 bis 8 cm (die Entfernung hängt von der Dicke und Spannung der Unterhaut ab) entfernt von

dem *Kreuzbeinrand,*
den *Iliosakralgelenken,*
den *Dornfortsätzen* und evtl.
den *medialen Schulterblatträndern*

angesetzt und die Unterhaut zu den jeweiligen Knochenrändern herangezogen – an diesen werden möglichst exakt die beiden Daumen mit den Außenseiten der Kuppen angelegt und schieben das Unterhautgewebe so fasziennah wie möglich von den jeweiligen Knochenrändern 1 bis 3 cm weg – wie weit, hängt von der Spannung im Gewebe ab. Während die Daumen die Unterhaut flächig mehr oder weniger wegschieben, werden die Finger vom Gewebe gelöst, damit kein Gegendruck gegen die Daumenbewegung und dadurch eine Quetschung (mit Schmerzen!) erfolgt.

Folgende Arbeitsgänge sind wichtig:

1. Verschieben der Unterhaut vom Kreuzbeinrand zum Gesäß hin

Wichtig ist, nahe der Analfalte zu beginnen, da hier die Spannung in der Unterhaut selbst wie zwischen Unterhaut und Faszie sehr oft erhöht ist, z. B. bei einer Blasenzone. Im mittleren Drittel ist sehr exaktes Arbeiten nötig, wenn eine Verstopfung- und Venen-Lymphzone vorhanden ist.

2. Verschieben der Unterhaut vom Iliosakralgelenk seitlich zur Hüfte hin

Das Gewebe im Bereich der Iliosakralgelenke ist oft gequollen und gegen Druck empfindlich. Finger und Daumen müssen daher besonders sorgfältig angesetzt werden, damit nicht durch die fl. BgM dumpfe Kreuzschmerzen oder Irritierungen in dem behandelten Gewebe auftreten.

Nach mehrmaliger Verschiebung der Unterhaut am Kreuzbeinrand und im Bereich der Iliosakralgelenke kann auf dem Gesäß selbst noch die Unterhaut in kleinen Schüben bewegt werden. Werden diese Schübe jedoch durch mechanische Gewaltanwendung zu groß und mit Druck ausgeführt, so tritt als Irritierung oft starkes Juckgefühl über dem Gesäß auf.

3. Verschieben der Unterhaut am Trochanter major

Das Gewebe über dem Trochanter major ist oft gequollen, druckempfindlich und gegen die Faszie kaum verschieblich. Finger und Daumen müssen daher besonders exakt angesetzt werden, die Daumen im dorsalen Trochanterbereich über dem Ansatz des Glutaeus maximus, die Finger an der ventralen Trochanterseite. Das Gewebe wird in kleinsten, fast unmerklichen Schüben so fasziennah wie möglich von dorsal nach ventral bewegt.

Diese Arbeitsgänge sind wichtig, wenn bei der fl. BgM am Kreuzbeinrand und am Iliosakralgelenk auch bei kleinsten, technisch richtig angesetzten Arbeitsgängen Irritierungen an Gesäß und Oberschenkel oft am ganzen Bein auftreten. Sie können vom Trochanter aus in der Regel rasch wieder beseitigt werden.

4. Verschieben der Unterhaut auf dem Kreuzbein von der Mittellinie zum Rand

Hier ist wiederum der analfaltennahe Abschnitt besonders wichtig. Wenn über der Mittellinie die Verhaftung nicht stark ist, so kann über dem untersten sehr schmalen Kreuzbeinabschnitt das Gewebe über der ganzen Breite gefaßt und hin- und herbewegt werden. Ist jedoch über der rechten und linken Kreuzbeinseite die Verhaftung zwischen Unterhaut und Faszie verschieden, so muß die jeweilige Hälfte (mit Daumen und Zeigefinger) sehr »zierlich« gefaßt und bewegt werden. Im oberen Abschnitt des Kreuzbeins ist die Technik leichter. Man achte auf das *exakte Ansetzen der Daumen auf der Mittellinie und vermeide beim Verschieben jeden Druck* nach innen.

5. Verschieben der Unterhaut von den Dornfortsätzen zur Körperseite

Wichtig ist die Arbeit im Lendenbereich. Die Daumen sind *exakt an den Dornfortsätzen* anzusetzen. Die durch den Zug der Finger zu den Dornfortsätzen hergeschobene Haut darf nicht an den medialen Rand des Erector trunci angedrückt werden – ein häufiger technischer Fehler –, sondern muß sofort von den Dornfortsätzen ab gewissermaßen *über den Rückenstrecker hinübergehoben* werden.

Auf diese Weise wird mehrmals bis in die Höhe des unteren Schulterblattwinkels gearbeitet und dann

6. vom lateralen Rand des Erector trunci zur Körperseite

die gleiche Technik angewandt.

Von der Körperseite wird mit den Fingern zu den am lateralen Rand des Rükkenstreckers angesetzten Daumen Gewebe hergeholt und dann weich mit den Daumen zur Seite geschoben.

Mit nachlassender Spannung können die Arbeitsgänge 4 und 5 jeweils hintereinander und auch von den Dornfortsätzen ab ohne erneutes Nachgreifen über dem lateralen Rand des Rückenstreckers fortlaufend ausgeführt werden.

7. Verschieben der Unterhaut vom medialen Schulterblattrand nach lateral

Unter keinen Umständen dürfen die Daumen *einwärts* vom medialen Schulterblattrand, d. h. zwischen Schulterblatt und Wirbelsäule angesetzt werden, sondern *auf dem Schulterblatt an der medialen Kante.* Die Schübe der Unterhaut sind oft nur in sehr kleinem Ausmaß möglich, besonders wenn Armzonen ausgeprägt sind. Verwendet man beim Heranziehen und Wegschieben der Unterhaut Druck, so treten häufig unangenehme Paraesthesien während der Behandlung oder in der darauffolgenden Nacht auf.

Wenn im Lendenteil das Verschieben der Unterhaut wegen der starken Verhaftung mit der Körperfaszie nicht gelingt, so werden die *Lendenmuskeln tiefgehend* durchbewegt. Ziel dieser Arbeit, die wie eine Muskelknetung aussieht, ist die *Bewegung der Muskelfaszien und des lockeren Bindegewebes.* Es ist oft eindrucksvoll, wie nach wenigen Minuten dieser Muskelbewegung die Unterhaut plötzlich gegen die Rückenfaszie verschiebbar wird.

Bei gutem Tastvermögen können auch bei der fl. BgM Spannungsverschiedenheiten zwischen der rechten und linken Körperseite festgestellt werden. Neben einer *Stoffwechselanregung im Unterhautgewebe* hat die fl. BgM vorwiegend eine *nervösreflektorische* Wirkung. Hierfür sind die Arbeitsgänge im Bereich der Kreuzbeinränder, der Iliosakralgelenke und des Trochanter major, auf dem Kreuzbein und über dem Erector trunci und dem Latissimus im Lendenbereich besonders wichtig, während im Bereich des Brustkorbs im allgemeinen nur das Verschieben der Unterhaut über dem lateralen Abschnitt angezeigt ist. Die Spannungserhöhung über dem Erector trunci im Brustteil lockert sich *reflektorisch* durch die Arbeit im Lendenbereich.

Welche Wirkung die fl. BgM haben kann, zeigt folgendes Beispiel sehr anschaulich:

Bei einem Ärztekurs für BgM war ein Arzt für die Demonstration der fl. BgM Objekt. Er war Ende 50, füllig, klagte über keine besonderen Störungen oder Beschwerden, fühlte sich nur im Ganzen abgespannt. Die Unterhaut war in sich prall gespannt und gegen die Faszie kaum verschieblich. Der Gewebstastbefund ergab eine angedeutete Blasenzone: es bestand eine Neigung zu kalten Füßen und eine lästige Müdigkeit im Kreuz; eine deutliche Herzzone: Es bestanden leichte Herzbeschwerden und Kurzatmigkeit beim Treppensteigen; eine deutliche Leber-Gallenzone: Es bestanden geringe Störungen von seiten der Leber und sehr starke Blähsucht.

Die fl. BgM wurde in der beschriebenen Weise aus Seitenlage rechts und links ausgeführt und dauerte etwa 20 Minuten; sie war dem Betreffenden angenehm und hinterließ ein wohliges Körpergefühl.

Am anderen Tag kam der Arzt wieder zum Kurs und sagte außerordentlich vergnügt: »Ich möchte noch einmal drankommen, ich fühle mich so wohl wie seit 10 Jahren nicht!«.

Daß durch die in bestimmten Unterhautabschnitten ausgeführte fl. BgM Erfolge im Sinne der Reflexzonentherapie möglich sind, schildert KIBLER in seiner Arbeit über »Die Behandlung innerer Erkrankungen, von den HEADschen Zonen aus« und erneut in seiner »Segmenttherapie«:

Verf. hatte die Patienten wegen Herzbeschwerden zunächst selbst massiert und dann angeleitet, sich selbst im Bereich des linken Brustbeinrandes, der linken Schulter, unterhalb der linken Schulterblattes und im Bereich der hinteren Axillarlinie zu massieren. Die Herzbeschwerden verschwanden schnell, während die genannten Gewebsabschnitte, die bei der Massage sehr empfindlich waren, erst nach 8 Tagen täglich mehrmaliger Massage schmerzfrei wurden.

BgM am Bein in Rückenlage

1. Anhaken des Tractus iliotibialis

(Faszientechnik)

Ansetzen der Fingerkuppen am *dorsalen Rande* des Tractus iliotibialis etwa in der Mitte des Oberschenkels (Abb. 31) –

Therapeutischer Zug (sehr kleiner Weg, oft stechendes Schneiden!)

Die Arbeitsgänge werden dicht nebeneinander gesetzt und bis zum Trochanter durchgeführt. Ein häufiger technischer Fehler ist das Ansetzen der Finger *auf* dem Tractus, wobei das

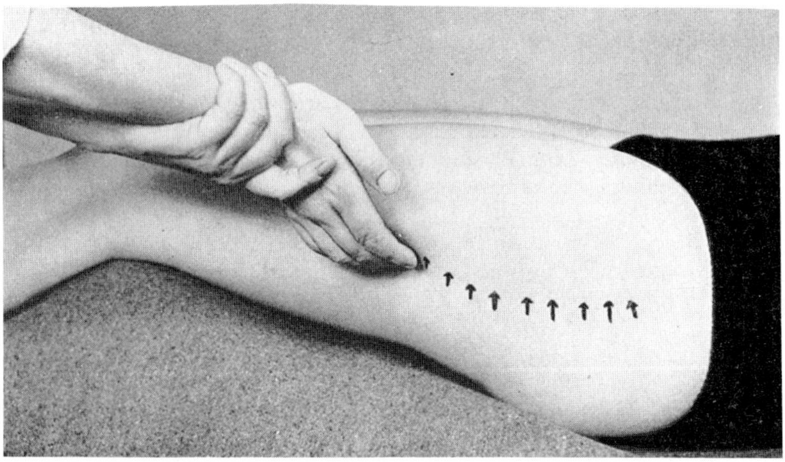

Abb. 31: Anhaken des Tractus iliotibialis mit unterstützter Hand

Schneidegefühl unerträglich wird oder dumpfer Druck auftritt. Hierbei wird oft starkes Jucken im ganzen Bein ausgelöst, was bei richtigem Ansetzen nicht der Fall ist.

2. Längszug am unteren Rand des Tractus iliotibialis

(Unterhauttechnik)

Ansetzen der Fingerkuppen wie bei 1) –

Verschieben der Unterhaut mit den ulnaren Fingerseiten in Richtung zum Trochanter hin –

Therapeutischer Zug zunächst in kleinen Schüben, dann fortlaufend bis zum Trochanter.

Der Längsgang wird bei der erhöhten Spannung am besten in der Mitte des Oberschenkels begonnen, da hier die Spannung immer am geringsten ist. Auch bewährt sich erfahrungsgemäß, die Arbeitsgänge zunächst in proximalen Abschnitten des Oberschenkels auszuführen und erst, wenn die Spannung hier nachgelassen hat, auch distal zu arbeiten, sofern das noch erforderlich ist.

Tritt beim Anhaken und bei dem Längsgang das Schneidegefühl nicht in der der Spannung entsprechenden Weise auf (z. B. bei Blasenstörungen, chronischer Dystrophie im Bein nach Verletzungen u. dgl.), so wird als *besonderer Reaktionspunkt*

3. der Hiatus adductorius

(Faszientechnik) angezogen (Abb. 32):

Durch den Adduktorenschlitz, einer Lücke in der Endsehne des Adductor magnus oberhalb des medialen Condylus, treten die Schenkelgefäße von der Innenseite des Oberschenkels an die Rückseite zur Kniekehle hindurch. Durch das Anziehen dieses Gewebsabschnittes erfolgt eine Einwirkung auf das Gefäßwandnervensystem, wodurch oft spontan die richtige Reaktion im ganzen Bein eintritt. Das Anziehen erfolgt ein- bis zweimal, der Patient wird auf das messerscharfe Schneiden vorbereitet.

Ansetzen der Fingerkuppen (beschwert mit der anderen Hand) etwa handbreit oberhalb des Knies von oben her an der Innenseite des Oberschenkels, so daß die ganze Adduktorengruppe auf den Fingern liegt –

Weiches, tiefes Eindrücken der Finger zwischen Adduktoren und Semigruppe (ohne Druck- oder Fingernagelgefühl!) –

Therapeutischer Zug (sehr kleiner Weg) von unten nach oben quer zu den Muskeln.

Tritt hierbei kein scharfes Schneidegefühl ein, so war der Zug nicht richtig angesetzt. Man setzt noch einmal exakt ein und zieht erneut. Wenn auch jetzt die richtige Reaktion nicht eintritt, so wird der Zug in dieser Behandlung nicht noch einmal wiederholt, da sonst Beschwerden im Bein auftreten können. Bei klarer Vorstellung der Anatomie und richtigem Ansetzen der Finger gelingt der Zug in der Regel ohne Schwierigkeiten.

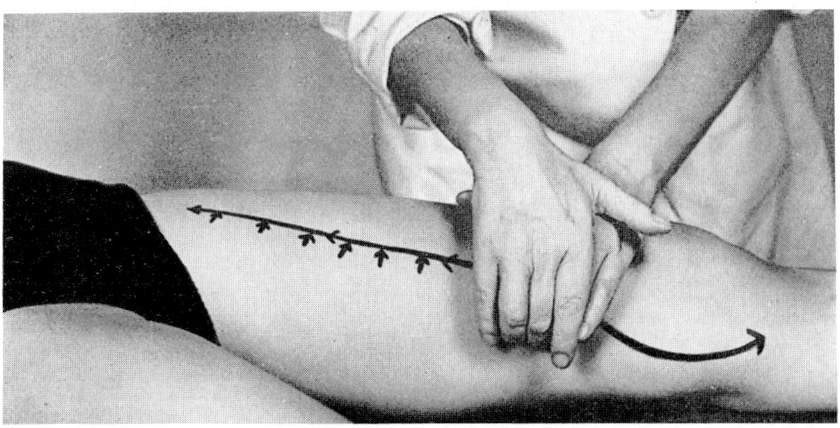

Abb. 32: Anhaken des Hiatus adductorius (mit beschwertem Finger).
Schema des Anhakens und des Längsgangs am medialen Sartoriusrand

4. Anhaken des medialen Sartoriusrandes

(Faszien- und Unterhauttechnik)

Ansetzen der Fingerkuppen der Mittelfinger beider Hände bei flach auf dem Oberschenkel liegenden Händen am medialen Muskelrand oder mit Gegenhalten des Gewebes –

Therapeutischer Zug quer zu dem Muskelverlauf nach außen (Abb. 33), bei Faszientechnik kein Weg, bei Unterhauttechnik kleiner Weg.

5. Längsgang am medialen Sartoriusrand

(Unterhauttechnik)

Man beginnt wie beim Tractus iliotibialis zunächst über der Mitte des Oberschenkels und arbeitet schubweise oder fortlaufend nach proximal und distal (Abb. 32). Macht das Ziehen bei weicher fettreicher Unterhaut Schwierigkeiten, so spannt man die Haut mit der anderen Hand von der Rückseite des Oberschenkels her (Abb. 33), wodurch das Ziehen in der Längsrichtung des Muskels durchführbar wird. Handbreit unterhalb der Spina iliaca anterior superior wird zunächst der Zug beendet.

In der Leistengegend wird nur in besonderen Fällen die Faszientechnik im Bereich des Sartorius und des Tensor fasciae latae ausgeführt.

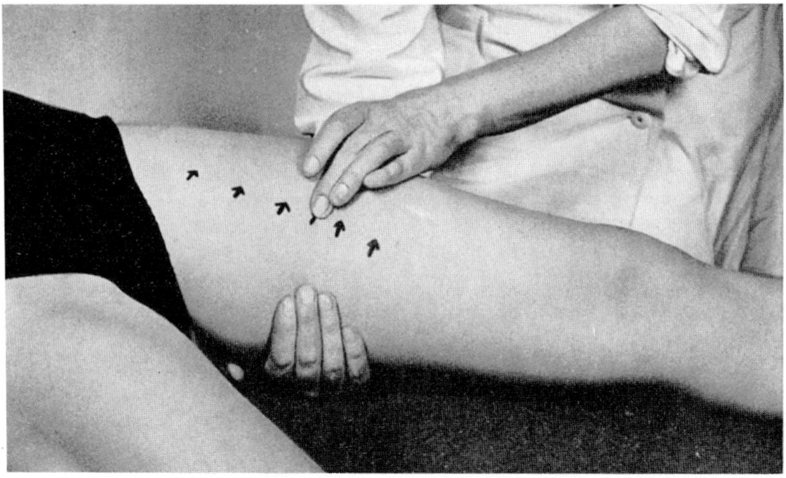

Abb. 33: Anhaken des medialen Sartoriusrandes mit Gegenhalten des Gewebes

6. Anhaken des Gewebes im Bereich der Kniescheibe

(Unterhaut- und Faszientechnik)

Die Arbeitsgänge werden senkrecht auf die Kniescheibe zu ausgeführt; wichtig ist das Anhaken des medialen und lateralen Winkels zwischen Ligamentum patellae und Schienbein.

Ansetzen der Fingerkuppen einige Zentimeter entfernt von der Kniescheibe –

Verschieben der Unterhaut bis zur Verschiebungsgrenze mit Gegenhalt der Haut am Oberschenkel durch die andere Hand, damit die Verschiebungsgrenze dicht vor dem Rand der Kniescheibe erreicht ist –

Therapeutischer Zug an den Rand der Kniescheibe.

Die Verbindung der Anhakstellen mit fortlaufender Unterhauttechnik gelingt nur selten in der therapeutisch wirksamen Weise, das Schneidegefühl tritt meistens nur bei kurzen Verbindungszügen auf. Nur wenn es bei dem fortlaufenden Ziehen um die Kniescheibe herum ausgelöst wird, ist dieser Arbeitsgang sinnvoll (z. B. bei Arthrosen des Knies, nach Knieschäden durch Innenband- und Meniskusverletzungen, Frakturen usw.).

7. Arbeitsgänge im Bereich der Kniekehle

(Faszien- und Unterhauttechnik)

Ansetzen der Fingerkuppen an den medialen Rändern der Beugersehnen oberhalb des Kniegelenks (lateral an der Bizepssehne, medial an den Semimuskeln) –

Therapeutischer Zug (sehr weich und langsam) *nach medial bzw. lateral* –

Verbindung der Anhakstellen durch schubweises oder fortlaufendes *Ziehen in der Längsrichtung:*

Ansetzen der ulnaren Fingerseiten etwa handbreit oberhalb der Kniekehle an der lateralen oder medialen Sehne –

Verschieben der Unterhaut (sehr langsam!) bis zur Verschiebungsgrenze (sehr kleiner Weg!) –

Therapeutischer Zug langsam fortlaufend entlang der Beugersehnen und unterhalb der Kniekehle zur Außenseite des Unterschenkels ziehend (Abb. 34)

oder

den Sehnen bis in die Kniekehle folgend und hier quer zur Seite ziehend.

Der letztere Arbeitsgang ist bei empfindlichem Gewebe bei Arthrosen, nach Verletzungen und Frakturen usw. therapeutisch besonders wichtig.

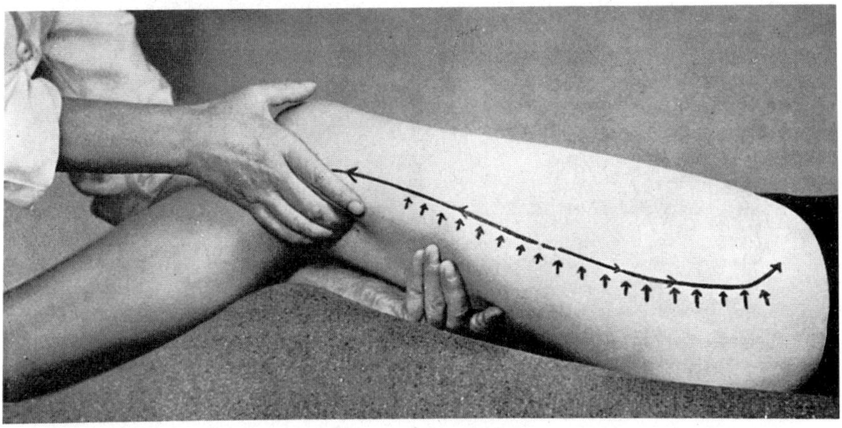

Abb. 34: Ziehen am medialen Bizepsrand

8. Anhaken über dem lateralen Gastrocnemiuskopf

(Faszien- und Unterhauttechnik)

Der Patient stellt das Bein an, die Krankengymnastin steht oder sitzt an der Außenseite und umgreift von innen her mit der Gegenhand die Wade (Abb. 35).

Ansetzen der Fingerkuppen dicht unterhalb des Wadenbeinköpfchens (mit stärkerem Druck bei Faszientechnik, mit schwächerem Druck bei Unterhauttechnik) –

Verschieben des Muskels nach schräg innen unten bis zur Verschiebungsgrenze –

Therapeutischer Zug durch Ziehen des Muskels bzw. bei Unterhauttechnik durch Verschieben der Unterhaut über dem Muskel nach schräg unten.

Diese Arbeitsgänge werden dicht untereinander in einer Länge von 5 bis 8 cm ausgeführt.

9. Anhaken des Ansatzes der Gastrocnemiusköpfe auf dem Soleus

(Faszien- und Unterhauttechnik)

Ansetzen der Fingerkuppen des Mittelfingers (Handgelenk zeigt zur Ferse, Abb. 36), bei Faszientechnik mit stärkerem, bei Unterhauttechnik mit geringerem Druck –

Therapeutischer Zug nach distal, bei der Faszientechnik kein Weg, nur ein kurzes Anziehen, bei Unterhauttechnik ein kleiner Weg (sehr starkes, stechendes Schneiden).

Die Arbeitsgänge 8 und 9 werden im Wechsel und in der Regel nur einige wenige Male ausgeführt. Durch *Arbeitsgänge am Tractus iliotibialis* (Anhaken oder fortlaufendes bzw. schubweises Ziehen) *und durch den Beckengang werden die peripher gesetzten Reize zusammengefaßt.*

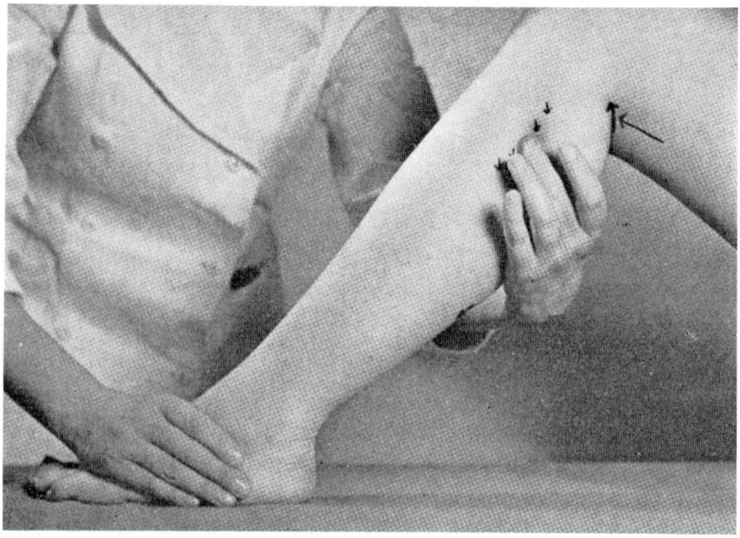

Abb. 35: Anhaken über dem lateralen Gastrocnemiuskopf

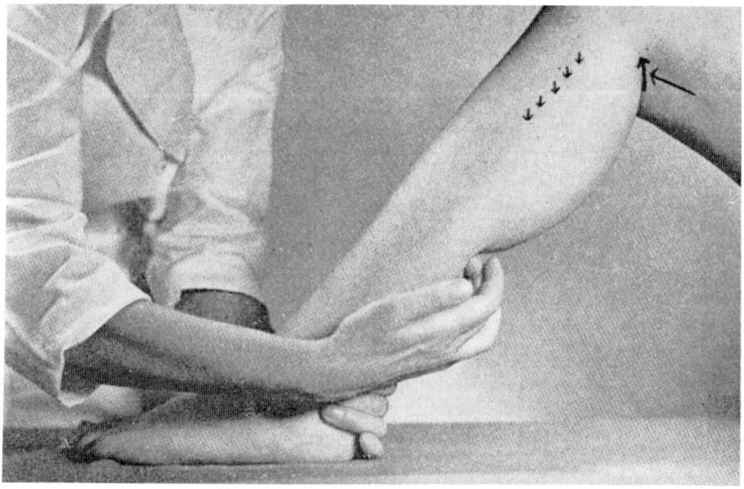

Abb. 36: Anhaken des Ansatzes der Gastrocnemiusköpfe auf dem Soleus

BgM im Bereich der Füße

ist bei peripheren Dystrophien (Lähmungen, Arthrosen, nach Verletzungen, Frakturen, Durchblutungsstörungen usw.) notwendig. Der therapeutische Zug ist hier besonders schwierig zu erzielen und gelingt am zuverlässigsten dadurch, daß *gegen die feststehenden Finger eine Bewegung* ausgeführt wird.

1. Oberes Sprunggelenk

Ansetzen der Fingerkuppen am Schienbein zwischen der Malleolengabel – Handgelenk und Unterarm in Richtung des Unterschenkels des Patienten – die andere Hand hält den Fuß in *Mittelstellung* (Abb. 37) –

Therapeutischer Zug durch Plantarbewegung des Fußes gegen die fest aufgesetzt bleibenden Finger (Abb. 38): das typische Schneidegefühl muß sofort bei der Bewegung auftreten.

2. Mediale und laterale Fersenseite

Ansetzen der Fingerkuppen (medial und lateral) von der Sohle her am oberen Fersenbeinrand– die andere Hand hält den Fuß plantarwärts –

Therapeutischer Zug durch langsame *Dorsalbewegung* des Fußes gegen die fest aufgesetzt bleibenden Finger. (Sehr kleine Bewegungen wegen des außerordentlich starken Schneidegefühls!)

Bei diesen Arbeitsgängen werden die Finger nicht von oben her gegen die Bewegung, sondern von unten her angesetzt, damit schmerzhafter Druck in das empfindliche Gewebe oberhalb des Fersenbeins vermieden wird. Bei dem Ansetzen von unten her sitzen die Finger direkt am Fersenbeinrand, wodurch der Zug bei der Bewegung keine Druckschmerzen macht.

3. Zehengrundgelenke auf der dorsalen Seite

Ansetzen der Finger bei dorsal flektierten Zehen (Abb. 39) –

Therapeutischer Zug durch Plantarbewegung der Zehen gegen die fest aufgesetzt bleibenden Finger (Abb. 40).

4. Zehengrundgelenke auf der plantaren Seite

Ansetzen der Finger bei plantar flektierten Zehen –

Therapeutischer Zug durch *Dorsalbewegung der Zehen* bei fest aufgesetzt bleibenden Fingern.

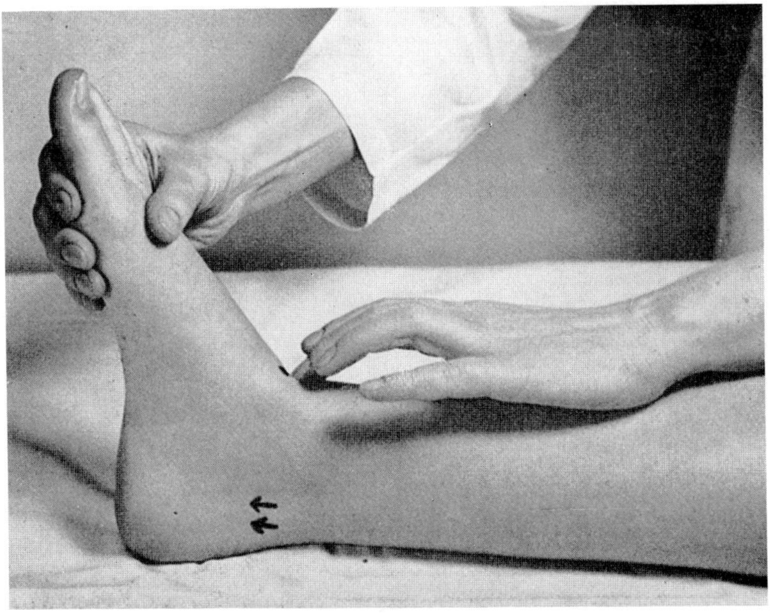

Abb. 37: Ansetzen zum Zug – Fuß in Mittelstellung

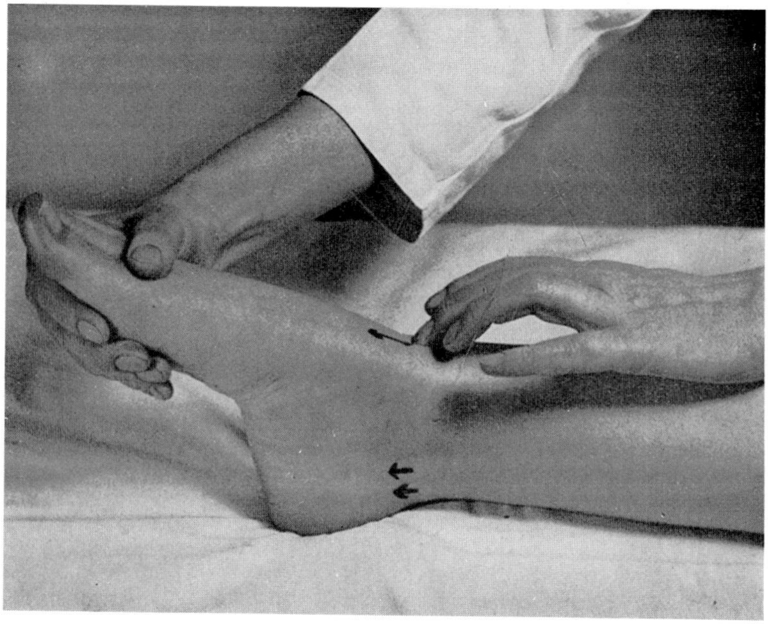

Abb. 38: Therapeutischer Zug durch Plantarbewegung des Fußes

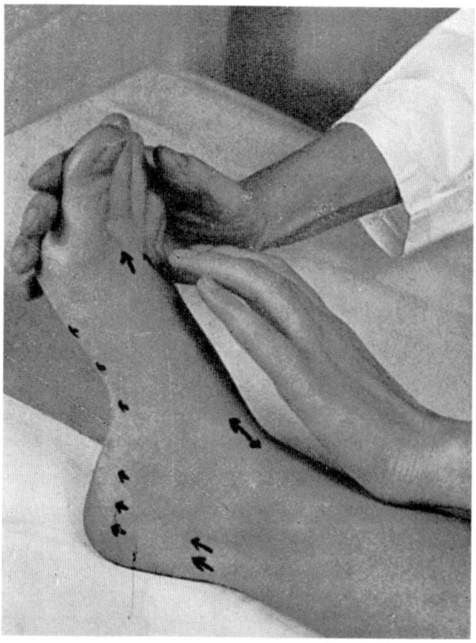

Abb. 39: Ansetzen zum Zug – Zehen in Dorsalflexion

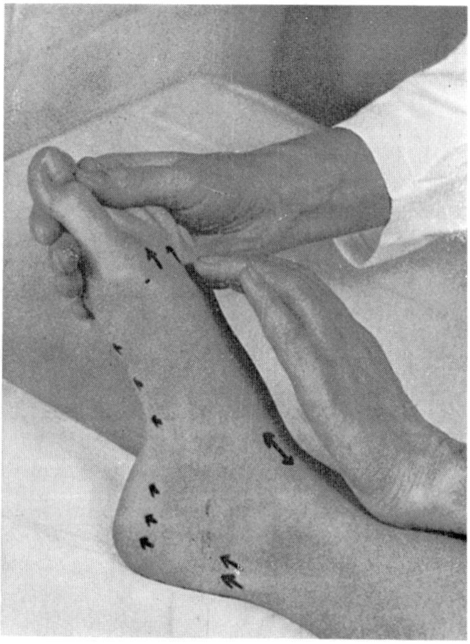

Abb. 40: Therapeutischer Zug durch Plantarflexion der Zehen

5. Anhaken des Sohlenrandes (medial und lateral)

Ansetzen der Fingerkuppen am oberen Rand des Fußsohlengewebes –

Therapeutischer Zug mit kaum wahrnehmbarem Weg nach plantarwärts. Der Gewebezug kann durch eine unmerkliche Dorsalbewegung des Fußes mit der anderen Hand unterstützt werden.

Daß die Beeinflussung peripherer Störungen in vielen Fällen nicht durch peripher gesetzte Reize gelingt, soll durch das folgende Behandlungsbeispiel anschaulich gemacht werden:

Ein Arzt, der besonderes Interesse an der BgM bei schlecht heilenden Wunden im Bereich der Unterschenkel und Füße hatte, bekam selbst eine Phlegmone am Fußrücken. Die übliche und in der Regel erfolgreiche Behandlung (Wechselbäder, Wickelverbände, BgM im Bereich des Unterschenkels) brachte nicht das erwartete Ergebnis: nach 10 Tagen war der Zustand noch ziemlich unverändert. Er bat mich um Hilfe, und ich stellte fest, daß *bei den ausgeführten Arbeitsgängen der BgM nicht das richtige Schneidegefühl* eingetreten war, ja, daß zwischen den Gastrocnemiusköpfen sogar dumpfer Druck gefühlt wurde. Das zweimalige Anziehen des Hiatus adductorius (S. 71) brachte schlagartig messerscharfes Schneiden zwischen den Gastrocnemiusköpfen; außerdem trat beim Anziehen des Hiatus adductorius in der Entzündungsstelle am Fußrücken spontanes Stechen auf. –

Die BgM wurde in den drei folgenden Tagen im Bereich der Kniekehle, über dem lateralen Gastrocnemiuskopf und am Ansatz der Gastrocnemiusköpfe auf dem Soleus ausgeführt. Beim Ziehen trat das regelrechte Schneidegefühl ein; am 4. Tage war die Entzündung völlig abgeklungen und der Fuß reizlos, die Wunden waren abgeheilt. Eine periphere BgM im Bereich des Fußes war nicht durchgeführt worden.

BgM im Bereich von Schultergürtel und Arm

1. Arbeitsgänge in der Achselhöhle

(Faszien- und Unterhauttechnik)

Ansetzen der Fingerkuppen *im kaudalen Abschnitt der vorderen bzw. hinteren Wand der Achselhöhle* (Abb. 41) –

Bei Unterhauttechnik vorsichtiges Verschieben der Unterhaut nach außen –

Therapeutischer Zug sehr langsam und mit kleinstem Weg quer nach außen.

Die Arbeitsgänge werden im Sitzen bei entspanntem Gewebe dicht nebeneinander aufwärts in die Achselhöhle hinein ausgeführt. Je tiefer in der Achselhöhle gearbeitet wird, desto stärker ist das Schneidegefühl, daher sorgfältiges Ansetzen der Finger und langsames Ziehen, fast ohne Weg!

In gleicher Weise wird *in der Achselhöhle* selbst in *querer* Richtung gearbeitet:

Ansetzen der Fingerkuppen tief in der Achselhöhle (Hand in Richtung des Oberarms) –

Verschieben der Unterhaut (sehr langsam!) bis zur Verschiebungsgrenze (kein Schneiden!)

Therapeutischer Zug (ohne Weg, meistens mit messerscharfem Schneiden!)

Bei Faszientechnik die Fingerkuppen mit etwas stärkerem Druck in gleicher Weise ansetzen und sehr langsam quer nach außen anziehen, ohne Weg.

Ansetzen der Fingerkuppen einer Hand etwa in der Mitte der Achselhöhle, die andere Hand hält die Haut gegen den *therapeutischen Zug* etwas fest.

Die Arbeitsgänge werden in kleinen Schüben in *ventraler* und *dorsaler* Richtung ausgeführt.

Das *Ziehen in der Achselhöhle* kann auch in *sagittaler Richtung* erfolgen:

Gelegentlich kommt die Frage, ob durch die Arbeitsgänge in der Achselhöhle Haarbalgreizungen erfolgen und damit die Gefahr von Entzündungen gegeben sei.

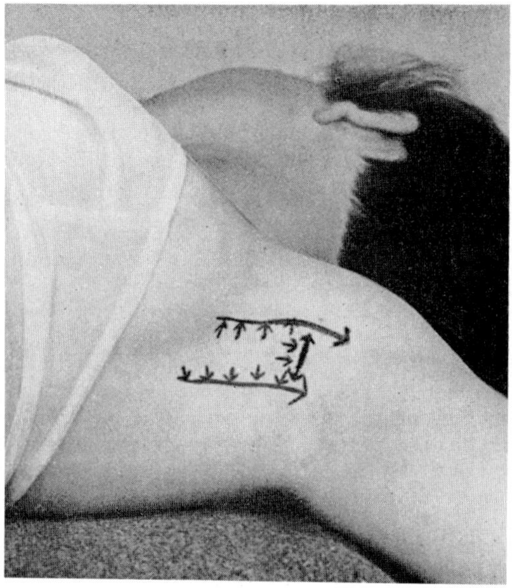

Abb. 41: Schema der Arbeitsgänge in der Achselhöhle

Ich habe bei vieljähriger Anwendung der BgM nie solche Reizungen gesehen und bin überzeugt, daß sie bei richtiger Technik nicht eintreten, da hierbei kein mechanisches Reiben und Zerren erfolgt.

2. Anhaken der hinteren Deltaportion

(Faszien- und Unterhauttechnik)

Der betreffende Arm liegt locker und abduziert, damit die Muskelansätze genähert sind und die Faszie entspannt ist.

Ansetzen der Fingerkuppen am unteren Rand des Muskels etwa über der Mitte, d. h. zwischen Schulterblatt und Arm –

Therapeutischer Zug durch queres Anziehen des Muskelrandes (Abb. 43).

Bei der Unterhauttechnik wird zunächst die Unterhaut quer zu dem Muskelrand verschoben. Über der hinteren Deltaportion ist die Verhaftung zwischen Unterhaut und Faszie oft so fest, daß die Verschiebung nicht möglich ist und dumpfes Druckgefühl ausgelöst wird. Es ist daher ratsam, zunächst die Faszientechnik auszuführen. Tritt auch hierbei das dumpfe Druckgefühl auf, so müssen zunächst Arbeitsgänge in der Achselhöhle, Anhaken der Schultergräte, des Winkels zwischen Schlüsselbein und Schultergräte (4) und evtl. der Fossa infraclavicularis (Abb. 50) ausgeführt werden. Erst wenn bei der Faszientechnik das richtige klare Schneidegefühl vorhanden ist, wird

3. der Längsgang am Rand der hinteren Deltaportion

mit Unterhauttechnik ausgeführt.

Ansetzen der ulnaren Fingerseiten über der Mitte des Muskelrandes –

Verschieben der Unterhaut bis zur Verschiebungsgrenze (sehr kleiner Weg) –

Therapeutischer Zug schubweise oder fortlaufend nach distal bis nahe an den Ansatz und proximal bis nahe an die Schultergräte heran (Abb. 42). Je näher der Zug zu den Ansätzen kommt, desto stärker ist das Schneidegefühl. Zwischen Schulterblatt und Arm ist besonders auf das druckfreie Ziehen zu achten, da hier sehr leicht (und oft länger als an anderen Stellen) dumpfes Druckgefühl vorhanden ist. Das Gewebe zwischen Schulterblatt und Arm liegt über den beiden Achsellücken, durch die Gefäße und Nerven ziehen. Wird trotz auftretendem Druckgefühl weitergearbeitet, so treten Armstörungen wie Schweregefühl, Paraesthesien, Gefühl einer geschwollenen Hand, Einschlafen der Hand u. dgl. auf. Durch den gleichseitigen Brustkorbgang können sie in der Regel rasch beseitigt werden.

Die BgM im Bereich der vorderen Deltaportion spielt nur in besonderen Fällen eine Rolle und wird in entsprechender Weise ausgeführt.

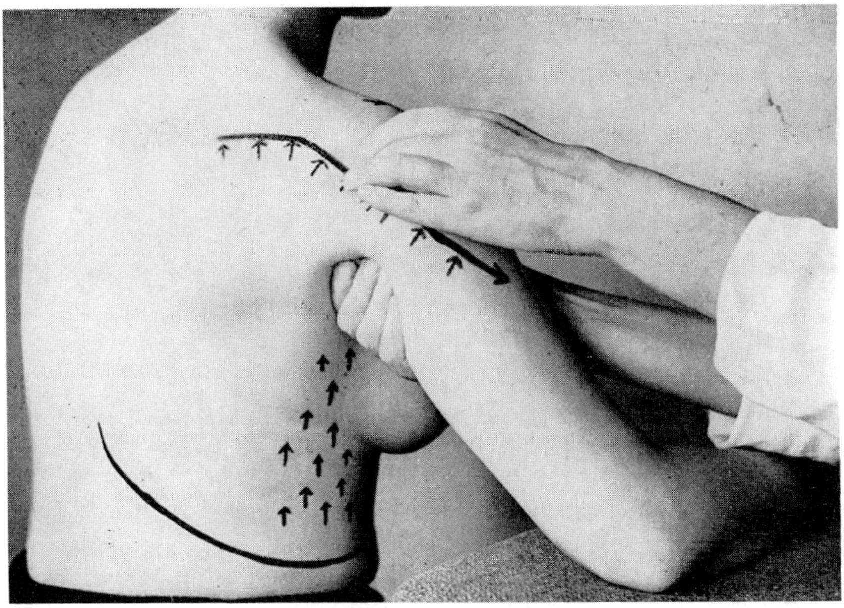

Abb. 42: Ziehen am Rand der hinteren Deltaportion

4. Anhaken des Winkels zwischen Schlüsselbein und Schultergräte

Dieser Gewebsabschnitt hat erfahrungsgemäß die Bedeutung eines besonderen *Reaktionspunktes* für den Arm und wird bei Fehl- oder Nichtreaktion der BgM im Bereich der hinteren Deltaportion, des Triceps brachii und der hinteren Wand der Achselhöhle ein- bis zweimal angezogen.

Ansetzen einer Fingerkuppe einige Zentimeter proximal von dem Winkel –

Verschieben bis zur Verschiebungsgrenze, die kurz vor dem Winkel erreicht sein soll –

Therapeutischer Zug in die Winkelspitze hinein (helles, punktförmiges Schneiden!).

Bei sehr erhöhter Spannung bewährt sich das Arbeiten mit belastetem Finger (Abb. 43).

5. Anhaken des medialen Bizepsrandes

(Faszientechnik)

Ansetzen der Fingerkuppen am medialen Rand –

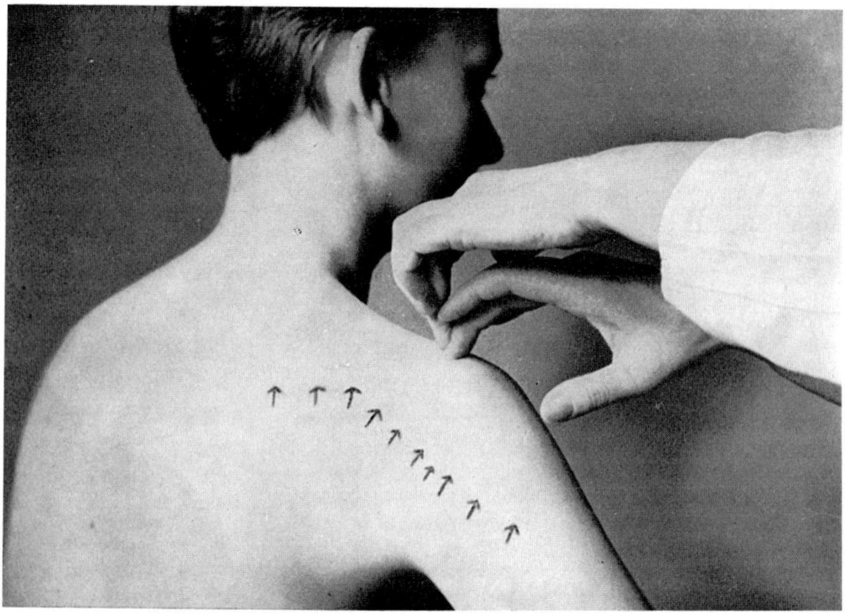

Abb. 43: Anhaken des Winkels zwischen Schlüsselbein und Schultergräte
Schema des Anhakens der hinteren Deltaportion

Therapeutischer Zug quer zum Muskelverlauf nach vorn.

Die Arbeitsgänge werden dicht nebeneinander gesetzt und nach proximal und distal im Bereich des Muskelbauches ausgeführt. Das Schneidegefühl ist gering, wichtig ist druckfreies Ziehen.

6. Längsgang am medialen Bizepsrand

(Unterhauttechnik)

Ansetzen der *ulnaren* Fingerseiten zunächst etwa in der Oberarmmitte, die andere Hand umgreift von außen den Oberarm und hält die Haut etwas gespannt –

Verschieben der Unterhaut bis zur Verschiebungsgrenze in der Längsrichtung (sehr kleiner Weg) nach proximal oder distal –

Therapeutischer Zug fortlaufend oder in kleinen Schüben.

Arbeitsgänge über dem lateralen Bizepsrand sind in der gleichen Weise auszuführen. Das Ansetzen der Finger und das therapeutische Ziehen ist hier wesentlich schwieriger und häufig tritt auch bei exakter Technik lange Zeit hindurch dumpfes Druckgefühl auf.

Nach meiner Erfahrung wird die BgM über dem lateralen Bizepsrand und der vorderen Deltaportion nur bei hartnäckigen Restbeschwerden im Bereich des Oberarms selbst gelegentlich benötigt, z. B. nach Frakturen des Oberarmschaftes, bei Narben u. dgl.

7. Längsgang über dem Trizeps

(Unterhauttechnik)

Ansetzen der ulnaren Fingerseiten über dem Trizeps am Rand der hinteren Deltaportion –

Verschieben der Unterhaut nach distal bis zur Verschiebungsgrenze (sehr kleiner Weg), die andere Hand umgreift über dem Bizeps den Oberarm und drückt den Trizeps nach rückwärts vom Oberarmknochen weg –

Therapeutischer Zug langsam fortlaufend bis zum Olecranon. Der Zug löst in der Regel helles scharfes Schneidegefühl aus.

8. Arbeitsgänge im Bereich der Ellenbeuge

(Faszien- und Unterhauttechnik)

Anhaken der Bizepssehne medial und lateral.

Längsgang medial und lateral entlang der Bizepssehne, am Ende des Muskelbauches beginnend und tief in die Ellenbeuge hinein oder in umgekehrter Richtung (Abb. 44) verlaufend.

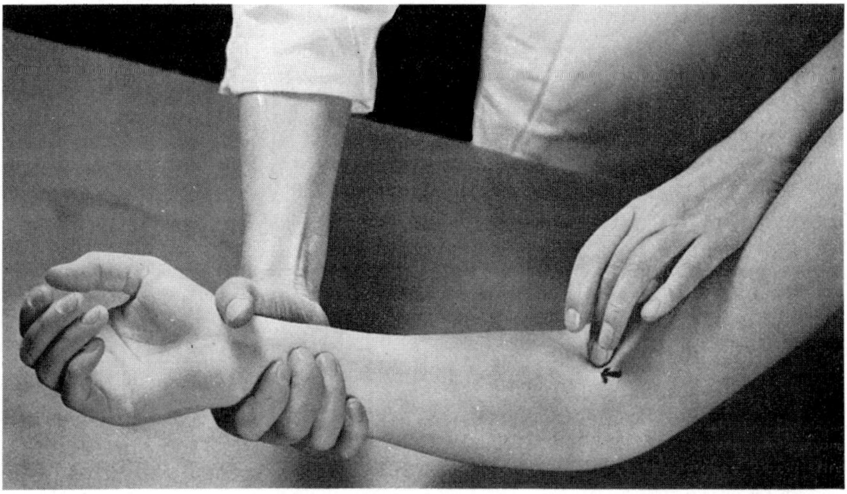

Abb. 44: Anhaken der Ellenbeuge – Therapeutischer Zug durch ziehenden Finger oder Unterarmbewegung

9. Arbeitsgänge am Unterarm im Bereich der Ulna

(Faszien- und Unterhauttechnik)

Ansetzen der Fingerkuppen an der Ulna (bei gebeugt gehaltenem Unterarm, damit die Faszien entspannt sind) –

Therapeutischer Zug in querer Richtung weg von der Ulna. Das Schneidegefühl kommt erst nach einem kleinen Weg, d. h. wenn die Faszie gespannt wird.

Die Arbeitsgänge werden dicht nebeneinander im ganzen Bereich der Ulna ausgeführt. Gelegentlich ist es möglich, die Anhakstellen auch durch einen *Längsgang* miteinander zu verbinden:

Ansetzen der ulnaren Fingerseiten über der Mitte der Ulna –

Verschieben der Unterhaut nach proximal und distal –

Therapeutischer Zug fortlaufend oder in Schüben (sehr langsam und tiefwirkend, damit er fasziennah bleibt).

BgM im Bereich der Hände

ist wie bei den Füßen bei peripheren Erkrankungen und Störungen u. U. notwendig. Auch hier wird der therapeutische Zug am zuverlässigsten dadurch erzielt, daß gegen die exakt angesetzten Finger eine entsprechende Bewegung ausgeführt wird.

Bei Faszientechnik werden die Finger fester aufgesetzt und die Bewegung kleiner ausgeführt, bei Unterhauttechnik erfolgt das Aufsetzen der Finger leichter und der Bewegungsweg ist größer.

1. Dorsalseite des Handgelenks

Ansetzen der Fingerkuppen vom Unterarm her am Handgelenk, wobei die andere Hand die Hand des Patienten in Dorsalflexion hält (Abb. 45) –

Therapeutischer Zug durch Volarbewegung der Hand gegen die fest aufgesetzt bleibenden Finger (Abb. 46).

2. Volarseite des Handgelenks

Ansetzen der Fingerkuppen vom Unterarm her am Handgelenk, wobei die Hand des Patienten in Volarflexion gehalten wird –

Therapeutischer Zug durch Dorsalflexion der Hand gegen die fest aufgesetzt bleibenden Finger.

3. Ulnare Seite des Handgelenks

Ansetzen einer Fingerkuppe vom Unterarm her am distalen Ende der Ulna bzw. des Diskus bei nach ulnar adduziert gehaltener Hand –

Therapeutischer Zug durch radiale Adduktion der Hand gegen die fest aufgesetzt bleibende Fingerkuppe.

4. Radiale Seite des Handgelenks

Ansetzen einer Fingerkuppe am distalen Ende des Radius bei radial adduziert gehaltener Hand –

Therapeutischer Zug durch ulnare Adduktion der Hand gegen die fest aufgesetzt bleibende Fingerkuppe.

Im Bereich des *Handtellers*, der *Grundgelenke* und an den *Fingern* wird die *gleiche Technik der Bewegung gegen die aufgesetzten Fingerkuppen* angewandt und der *therapeutische Zug leicht erzielt.* Das ist wichtig bei Dupuytrenscher Kontraktur, Versteifung der Hand bei Sudeckscher Atrophie, bei peripheren Durchblutungsstörungen usw. Aber auch bei peripheren Beschwerden und Störungen darf nie vergessen werden, daß die BgM eine Neuraltherapie ist und daß in sehr vielen Fällen der am Ort der Beschwerden und Störungen gesetzte Reiz therapeutisch nicht wirksam ist.

Dafür folgendes Beispiel:

1941 hat mich Frau Dicke 10mal mit BgM behandelt. Ich hatte schon seit etwa einem Jahr ein zunehmendes *»Knacken« in beiden Handgelenken* bei jeder Bewegung, das für mich bei Behandlungen begreiflicherweise unangenehm war. Schmerzen bestanden keine, auch sonst war ich gesund und frei von Fokalreaktionen. Das Knacken der Handgelenke störte mich auch deshalb, weil ich mich um die technische Erarbeitung der BgM zur Ermöglichung einer beschwerdefreien beruflichen Verwendung bemühte und durch die bei mir selbst trotz richtiger Technik aufgetretene Störung unsicher wurde. *Nach 10 Behandlungen, die im Sitzen im Bereich von Gesäß, Rücken, Brustkorb und Schultergürtel und im Liegen an den Oberschenkeln ausgeführt* wurden, war das *Knacken in den Handgelenken vollkommen verschwunden* und ist trotz intensiver Betätigung auf dem Gebiet der BgM *bis heute nicht mehr aufgetreten.*

Dieses persönliche Erlebnis war lehrreich und eine entscheidende Hilfe bei der Ausarbeitung der BgM z. B. bei Sehnenscheidenreizungen im Bereich der Handgelenke, Epikondylitiden im Bereich der Ellenbogen, Durchblutungsstörungen der

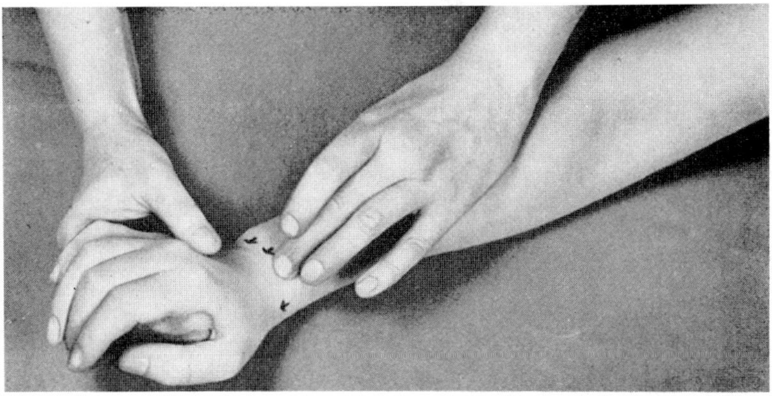

Abb. 45: Ansetzen zum Zug. Hand in Dorsalflexion

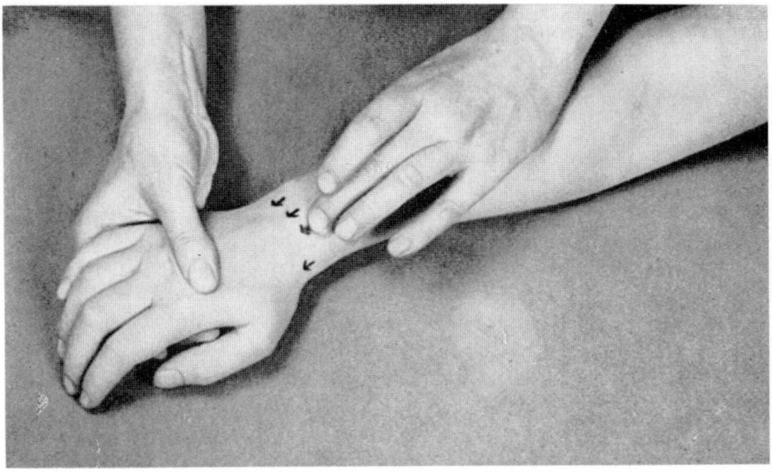

Abb. 46: Therapeutischer Zug durch Volarflexion der Hand

Hände und anderen anscheinend peripher bedingten Störungen und Beschwerden gewesen. Nach meinen Erfahrungen ist *die periphere BgM nur in besonderen Fällen* im Rahmen der Gesamtbehandlung angezeigt. Darauf wird bei der Besprechung der Therapie noch eingegangen.

BgM im Bereich des Halses und des Kopfes

ist auch als *periphere Behandlung* anzusehen und immer nur in Verbindung mit der BgM am Rumpf auszuführen. An Hals und Kopf bewährt sich in besonderer Weise die Unterhaut- und Faszientechnik, wodurch die großen Gefäßstraßen und damit das für die vegetativen Reaktionen bedeutungsvolle Gefäßwandnervensystem erfaßt werden.

Folgende Arbeitsgänge, die am besten in Rückenlage ausgeführt werden, sind erfahrungsgemäß wichtig:

1. Anhaken der Fossa infraclavicularis

(Faszientechnik)

Diese liegt zwischen der vorderen Deltaportion und der Schlüsselbeinportion des großen Brustmuskels und ist bei den meisten Menschen deutlich sichtbar.

Ansetzen der Fingerkuppen (vom Kopf her) einige Zentimeter kaudal vom Schlüsselbein im Bereich der Fossa infraclavicularis (Abb. 50)
mit der anderen Hand wird über dem großen Brustmuskel die Haut leicht gespannt gehalten –

Therapeutischer Zug senkrecht gegen und unter das Schlüsselbein (messerscharfes Schneiden!).

2. Anhaken der Fossa jugularis

am Manubrium zwischen den Ursprüngen der Sternocleidomastoidei (Abb. 50) (Faszientechnik)

Ansetzen einer Fingerkuppe direkt am oberen Rand des Manubriums –

Therapeutischer Zug nach unten innen (messerscharfes Schneiden!).

Das Ziehen muß absolut druckfrei sein, da sonst Schluckstörungen, Beengung des Halses usw. als Fehlreaktion auftreten können. Die Haut wird am Hals etwas gegengehalten.

3. Anhaken im Bereich der Ursprünge des Sternocleidomastoideus

(Faszientechnik)

Ansetzen einer Fingerkuppe (vom Hals her) medial von dem Muskelursprung am Manubrium – zwischen diesem und dem Muskelursprung am Schlüsselbein sowie am lateralen Rand des letzteren –

Therapeutischer Zug (nach unten).

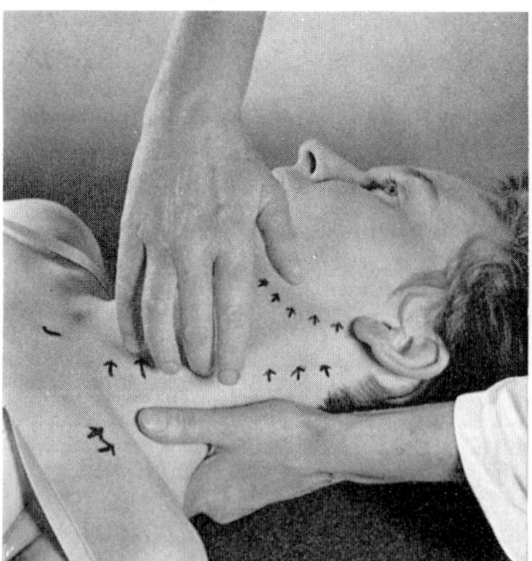

Abb. 47: Anhaken des hinteren Randes des Sternocleidomastoideus

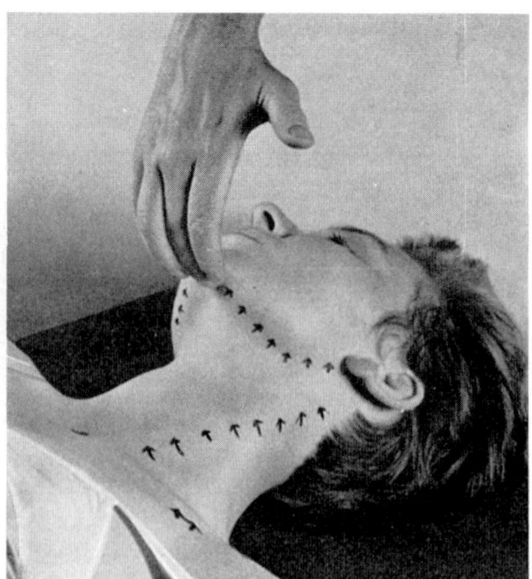

Abb. 48: Anhaken am Kinn

Das Kinn wird hierbei nach unten oder der Schultergürtel nach oben und vorn gehalten, damit die Faszien entspannt sind.

4. Anhaken der Muskelränder des Sternocleidomastoideus

(Faszientechnik)

Ansetzen der Fingerkuppen am medialen oder lateralen Muskelrand quer zum Muskelverlauf –

Therapeutischer Zug in der entsprechenden Richtung. Die Haut wird durch Umgreifen des Halses von der Rückseite her (Abb. 47) leicht gegengehalten. Wichtig ist druckfreies Arbeiten, da sonst die gleichen Störungen wie bei dem falschen Arbeiten bei 2) eintreten können.

5. Anhaken des Mundbodens am Unterkieferrand

(Faszientechnik)

Ansetzen der Fingerkuppen einige Zentimeter unterhalb des Unterkiefers –

Therapeutischer Zug senkrecht zum Unterkiefer hin (Abb. 48), evtl. bei leichtem Gegenhalten der Haut am Hals oder entsprechender Lagerung, damit der Zug genau am Unterkieferrand wirksam wird.

6. Längsgang im Verlauf des Unterkiefers

(Unterhauttechnik)

Ansetzen der ulnaren Fingerseiten unter dem Kinn –

Verschieben der Unterhaut nach lateral bis zur Verschiebungsgrenze –

Therapeutischer Zug fortlaufend bis zum Unterkieferwinkel und dann weiter vor dem Ohr (Abb. 49): wird der Zug nach dem Unterkieferwinkel fälschlich zum Warzenfortsatz geführt, so werden Ohrstörungen ausgelöst: Ohrdruck, Zufallen des Ohrs mit oft stundenlanger Schwerhörigkeit, Ohrensausen und -klingeln, Stechen im Ohr u. dgl. Bei richtigem Verlauf des Längsganges *vor dem Ohr* treten niemals solche Fehlreaktionen auf!

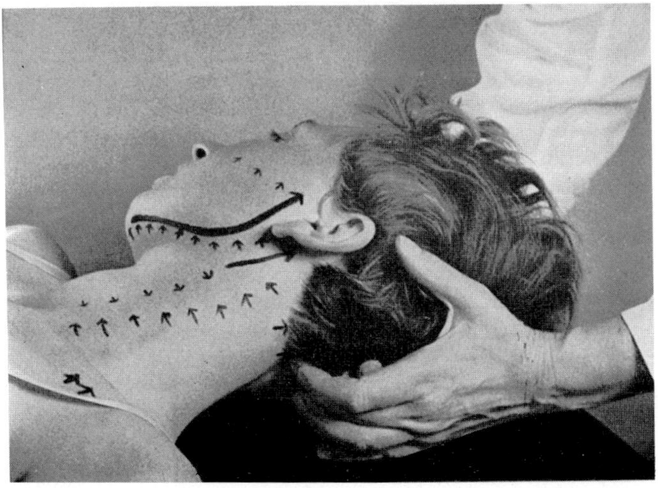

Abb. 49: Anhaken am Hinterhaupt

7. Anhaken im Bereich des Hinterhauptes

(Faszien- und Unterhauttechnik)

Ansetzen der Fingerkuppen einige Zentimeter kaudal vom Hinterhaupt, das auf der Hand liegt – bei Faszientechnik etwas stärkeren Druck, bei der Unterhauttechnik etwas geringeren Druck aufwenden –

Therapeutischer Zug durch leichtes Vor- und Seitbewegen des Kopfes während des Zugs wegen der reichlichen »Bewegungsvorratsfalten« an der hinteren Halsseite. Evtl. muß die Unterhaut mit der anderen Hand im Bereich des Halses durch breiten Griff an der Rückseite gegengehalten werden.

Weitere Arbeitsgänge im Bereich von Hals, Kopf und Gesicht werden sinngemäß ausgeführt (Abb. 50).

Im Gesicht selbst ist die Trennung von Haut-, Unterhaut- und Faszientechnik aus anatomischen Gründen nicht möglich, da die *mimische Muskulatur in die Lederhaut einstrahlt.* Die Arbeitsgänge richten sich daher nach dem Verlauf der Spaltlinien der Lederhaut und werden, wenn das Schneidegefühl nicht richtig ausgelöst wird, zur Erzielung der richtigen Reaktion auch quer zum Verlauf der Muskeln als kurze Arbeitsgänge ausgeführt.

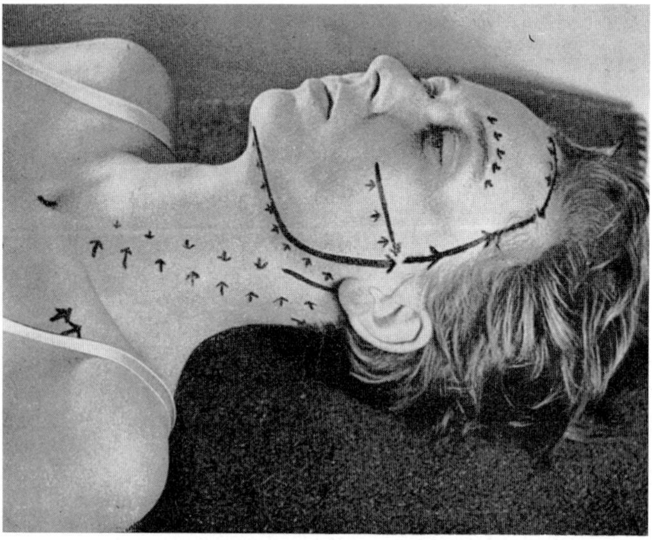

Abb. 50: Schema der Arbeitsgänge in der Fossa infraclavicularis – der Fossa jugularis – an Hals, Kiefer und im Gesicht

Hauttechnik der BgM

Diese wird in der oberen Verschiebeschicht ausgeführt und besteht aus dem *ziehenden Verschieben der Lederhaut gegen die Unterhaut.* Bei *Kindern* vom *Säugling* bis zum Beginn der *Pubertät* ist die BgM mit der Hauttechnik auszuführen, da in dieser Zeit die tiefe Verschiebeschicht zwischen Unterhaut und Faszien noch nicht ausgebildet ist.

Beim *Erwachsenen* kommt die Hauttechnik nur in Frage, wenn BgZ in der oberen Verschiebeschicht vorhanden sind. Das ist außer bei akuten Krankheiten der Fall, wenn eine Erkrankung subakut verläuft oder nach einem langen akuten Zustand schließlich chronisch wird, z. B. beim *Gelenkrheumatismus.* Bei diesen Kranken liegen die BgZ in der oberen Verschiebeschicht, zu gegebener Zeit kommt dann die BgM mit der Hauttechnik zur Anwendung. Ebenso bleiben bei *Kinderlähmung* oft lange Zeit nach dem Abklingen des akuten Zustandes BgZ in der oberen Verschiebeschicht bestehen. Hier ist die Hauttechnik oft viele Wochen und Monate angezeigt.

Es gibt ferner beim Erwachsenen noch *besondere Krankheitszustände und Beschwerden,* die mit BgZ in der oberen Verschiebeschicht einhergehen, meistens nicht am Rumpf, sondern an den *Extremitäten:*

an den Armen z. B. bei Fokaltoxikose, Bandscheibensyndrom der HWS, Neuritiden, und Neuralgien des Plexus brachialis, Sudeckscher Atrophie, Dupuytrenscher Kontraktur usw., ferner bei Angina pectoris im linken Arm, bei Leber-Gallenstörungen im rechten Arm;

an den Beinen z. B. bei chronischer Dystrophie nach Frakturen, Verletzungen, Entzündungen, bei peripheren Lähmungen, Ischialgie usw.

In vielen derartigen Fällen kann schon die Unterhaut- und Faszientechnik am Rumpf volle Beschwerdefreiheit in der Peripherie bringen, gelegentlich muß aber zur völligen Überwindung der Beschwerden noch die *periphere Hauttechnik hinzugenommen* werden.

Die Hauttechnik ist bei *Kindern* einfach, da bei ihnen nur die obere Verschiebeschicht vorhanden ist. Beim *Erwachsenen* ist sie schwieriger als die Unterhaut- und Faszientechnik, da die Verschiebbarkeit in der oberen Verschiebeschicht auch bei deutlichen BgZ immer geringer ist als in der tiefen Verschiebeschicht. Der therapeutische Zug verlagert sich leicht in die Unterhaut und wird dann in seiner nervös-reflektorischen Wirkung am Rumpf unklar, da die nervös-reflektorische Wirkung in der oberen Verschiebeschicht im Verlauf des ganzen Segmentbandes einheitlich, in der tiefen Verschiebeschicht aber in den paravertebralen und lateralen Gewebsabschnitten verschieden ist.

Die *Hauttechnik* erfordert ein *besonderes Tastgefühl,* denn die Spannungserhöhung zwischen Leder- und Unterhaut tritt neben erhöhtem Widerstand gegen das Ziehen vor allem in einer *veränderten Tastqualität*[1]) in Erscheinung: der ziehende Finger fühlt die verstärkte Verhaftung als *»Rauhigkeit«* – KOHLRAUSCH spricht von »Reibeisengefühl«. Vor dem ziehenden Finger schiebt sich die *Hautfelderung* zusammen und wird deutlich sichtbar. Das Bild erinnert an *zerknittertes Seidenpapier* – KOHLRAUSCH spricht von »Krisselung«.

Die BgZ in der oberen Verschiebeschicht sind nicht sichtbar, sondern werden durch den *paravertebralen Längsgang* (»diagnostischer Strich«) an dem leicht gebeugt gehaltenen Rücken festgestellt (Abb. 23 S. 57):

---

[1]) WÜNSCHE hat in seiner Arbeit »Über ein Allgemeinsymptom bei Infektionen, zugleich eine Untersuchung reflektorischer Krankheitszeichen« die verschiedenen Tastqualitäten der Bindegewebszonen in der oberen Verschiebeschicht und bei ihrem Übergehen in die tieferen Schichten untersucht und die Befunde als »akute weiche Schwellung« – »chronische derbe Schwellung« – »Bindegewebsschwund« – »Übergangsform« (Zeichen der chronischen Schwellung in den oberen, der akuten Schwellung in den tiefen Schichten) und Rezidivformen (Umkehr der Übergangsform) gefunden. Für die krankengymnastische Behandlung in der Klinik sind diese Befunde interessant bei der Frage, wann der Zeitpunkt für die BgM gekommen ist. Das von WÜNSCHE mit »Bindegewebsschwund« gekennzeichnete ›Tastgefühl dürfte der Spannungserhöhung in der tiefen Verschiebeschicht entsprechen.

2 bis 3 cm lateral vom 5. LWD wird der 3. und 4. Finger der gleichseitigen Hand mit der ulnaren Seite angesetzt und langsam auf der rechten und linken Seite nacheinander parallel der WS aufwärts gezogen.

Im Bereich von BgZ fühlt der Untersucher eine *veränderte Tastqualität* und, je nach seinem Tastgefühl, erhöhten *Widerstand* gegen das Weiterziehen. Gleichzeitig gibt der Untersuchte, bei richtiger Reaktion – leichtes *Schneidegefühl* an. Bei sehr erhöhter Spannung wird der Längsgang nicht fortgesetzt, bei geringer Spannung kann er bis zum 7. HWD gezogen werden.

Wenn von vornherein klar ist, welche BgZ bei den Störungen und Beschwerden vorhanden sind, *verzichten wir auf den paravertebralen Längsgang,* da hierdurch bei vegetativer Empfindlichkeit leicht Beschwerden der verschiedensten Art ausgelöst werden können. Hierfür folgendes Beispiel:

Ein Student, 27 Jahre alt, kam wegen klinisch nicht faßbarer Rücken- und Oberbauchbeschwerden rechts zur Behandlung. Die BgZ in der tiefen Verschiebeschicht wiesen auf das Leber-Gallensystem und das Nieren-Blasensystem hin. Es bestand eine Abneigung gegen Fett, von seiten der Nieren bestanden keine Störungen, vor einem Jahr war ein Nierenstein abgegangen, unbekannt, von welcher Seite. Nach einigen Anwendungen der »Leberrolle« zur Einwirkung auf den Leberstoffwechsel wollte ich mit der BgM (Hauttechnik) beginnen, da die obere Verschiebeschicht erhöht gespannt war. Zur Feststellung der BgZ zog ich den paravertebralen Längsgang vom 5. LWD auf der rechten Seite langsam aufwärts. Als ich am unteren Brustkorbrand ankam, wurde der Patient plötzlich fahlblaß. Auf meine Frage, ob ihm nicht gut wäre, sagte er »ja, ich muß mich sofort hinlegen«. Mit dicken Schweißperlen auf der Stirn legte er sich auf das Untersuchungsbett.

Was war geschehen? Der technisch einwandfrei ausgeführte Längsgang, der mit leichtem, klarem Schneiden verbunden war, hat bei der ersten Ausführung, die bis zum anderen Brustkorbrand ging, eine Umschaltung der vegetativen Reaktionslage nach der parasympathischen Seite gebracht. Der junge Mann war den ganzen Tag »mitgenommen«, Störungen anderer Art waren nicht eingetreten. Die BgM wurde dann weiter in Seitenlage ausgeführt und ab der 4. Behandlung mit Unterhaut- und Faszientechnik. Nach zehn BgM waren die Störungen verschwunden. Reaktionen von solcher Stärke sind nicht häufig, aber in geringerem Ausmaß treten sie bei dem paravertebralen Längsgang doch nicht selten auf, daher unsere Zurückhaltung vor seiner Ausführung!

Behandlungsgänge mit der Hauttechnik

sind *im Sitzen und Liegen* möglich. Bei *Erwachsenen* ist für die BgM am Rumpf *Seitenlage,* für die BgM an den Armen und Beinen *Rückenlage* günstig. *Säuglinge und junge Kinder* werden in *Bauchlage* behandelt. Wenn aber beim Ziehen der Rücken angespannt und aufgebäumt wird, muß eine andere Lage gewählt werden, z. B. auf dem Arm der Mutter oder der Pflegerin, u. U. Rückenlage im Bad, wo die BgM dann von hinten her gezogen wird. *Die BgM bei Kindern erfordert eine ausgezeichnete Technik,* damit das Ziehen nur *zartes, aber niemals schmerzhaftes Schneiden* auslöst.

Die Arbeitsgänge richten sich nach den *Spaltlinien der Lederhaut* (S. 42/43), deren Richtung in etwa auch der *Lage der Segmente* entspricht, die am Rumpf in mehr oder weniger *waagerechten Bändern,* an den Armen und Beinen in *Längsbändern* liegen (Abb. 51 bis 61 der Krankheitsbilder). Am Rumpf werden die Arbeitsgänge im allgemeinen von der Wirbelsäule nach lateral ausgeführt, und zwar zunächst im Bereich von Gesäß, Hüften, Lenden- und unterem Brustkorbbereich. Durch die Einwirkung auf die kaudalen Gewebsabschnitte läßt meistens die

Spannung in kranial liegenden BgZ nach. Die nervös-reflektorische Wirkung bezieht sich also einmal auf die BgZ, in denen die BgM ausgeführt wird; sie erstreckt sich aber über die Verbindung der BgZ untereinander auch auf weiter kranial gelegene BgZ, so daß durch kaudale Arbeitsgänge u. U. auch Störungen im Bereich des Brustkorbs und der Arme verschwinden können, ohne daß deren BgZ direkt angezogen waren. *Auf dieser Erfahrung beruht die Bedeutung der BgM im Bereich des Gesäßes, der Hüften und des unteren Rückens.* Die nervös-reflektorische Verbindung der BgZ untereinander verläuft also in *kaudo-kranialer, nicht in umgekehrter Richtung!*

Arbeitsgänge am Rumpf

Erwachsene in Seitenlage mit gebeugten Beinen und leicht rundem Rücken – der Behandler sitzt an der Rückseite gegenüber den Beinen oder in dem Beinwinkel des Patienten und arbeitet an der oberen Körperseite.

1. Arbeitsgänge vom Kreuzbein über Gesäß und Hüften

Ansetzen des 3. und 4. Fingers mit der ulnaren Seite über den verschmolzenen Dornfortsätzen des Kreuzbeins oberhalb der Analfalte –

Therapeutischer Zug fortlaufend mit sofortigem Schneidegefühl in kleinem Bogen seitlich abwärts über der Wölbung des Gesäßes. Die Arbeitsgänge werden dicht übereinander aufwärts bis zum 5. LWD ausgeführt und verlaufen im Bereich des Iliosakralgelenks waagerecht zur Hüfte. Wenn kein Schneiden gefühlt wird, sind die Züge in umgekehrter Richtung vom Gesäß bzw. der Hüfte zum Kreuzbein hin zu ziehen. Wenn auch dann kein Schneiden gefühlt wird, ist der

2. Beckengang vom 5. LWD über den oberen Abschnitt des Iliosakralgelenks und am Darmbeinkamm bis zur Spina iliaca anterior superior zu ziehen.

Zwischen dem 5. LWD und dem Iliosakralgelenk muß starkes *Schneiden* gefühlt werden. Wenn das nicht der Fall ist, wird der Beckengang geteilt in

a) *Ziehen vom Iliosakralgelenk lateral zur Spina iliaca anterior superior –*

b) *Ziehen vom Iliosakralgelenk medial zum 5. LWD.* Dieser Zug kann waagerecht und von schräg oben zum 5. LWD gezogen werden. Je näher der Zug zum 5. LWD kommt, desto stärker wird das Schneidegefühl.

3. Arbeitsgänge im Lenden- und unteren Brustkorbbereich

Ansetzen des 3. und 4. Fingers an den LWD und BWD –

Therapeutischer Zug fortlaufend über den Erector trunci und den Latissimus dorsi zur Körperseite mit sofort einsetzendem starkem Schneidegefühl. Die Arbeitsgänge werden dicht übereinander aufwärts bis zur Mitte der Brustwirbelsäule ausgeführt. Wenn mit dem Beginn des Ziehens an den Dornfortsätzen kein klares Schneidegefühl eintritt, werden die Arbeitsgänge in *2 Abschnitte geteilt und in umgekehrter Richtung* gezogen:

a) *Ziehen vom lateralen Rand des Erector trunci zu den Dornfortsätzen –*

b) *Ziehen vom lateralen Rand des Latissimus zum Erector trunci.*

Nach diesen Arbeitsgängen wird erneut das fortlaufende Ziehen von den Dornfortsätzen zur Körperseite versucht. Wenn wiederum *kein Schneidegefühl* eintritt, ist der

4. Brustkorbgang vom 12. BWD am Brustkorbrand zur Körperseite zu ziehen.

Ansetzen des 3. und 4. Fingers auf dem 12. BWD –

Therapeutischer Zug fortlaufend am unteren Brustkorbrand zur Körperseite. Sofort beim Beginn des Ziehens muß *starkes Schneiden* gefühlt werden. Der Zug kann u. U. bis zum lateralen Rand des Rectus abdominis verlaufen. Wenn aber kein Schneiden ausgelöst wird, muß dieser Arbeitsgang in *2 Abschnitte geteilt und in umgekehrter Richtung* gezogen werden:

a) *Ziehen vom lateralen Rand des Erector trunci zum 12. BWD* waagerecht oder von schräg unten. Nach einigen Zügen folgt

b) *Ziehen vom Latissimusrand zum Rand des Erector trunci.*
Die Arbeitsgänge b) und a) können verbunden werden, anschließend kann durch *Drehen der Finger am 12. BWD der Brustkorbgang* folgen.

Die Arbeitsgänge 1 bis 4 werden in gleicher Weise auch auf der anderen Körperseite ausgeführt. Dann folgen

5. Arbeitsgänge an der Vorderseite in Rückenlage

a) *Längsgang am Beckenrand von der Spina iliaca anterior superior zur Symphyse* –

b) *Längsgang am Brustkorbrand* von der vorderen Axillarlinie zum Rand des Rectus abdominis und evtl. weiter bis zum Schwertfortsatz.

Die Arbeitsgänge a) und b) sind die Verlängerung des Becken- und Brustkorbganges aus Seitenlage. Am Beckenrand wird zur Symphyse hin das Schneiden oft sehr stark, so daß der Arbeitsgang im lateralen Drittel beendet werden muß. Beim Brustkorbgang nimmt das Schneiden ebenfalls nach medial zu und muß u. U. schon vor Erreichen des Rektusrandes beendet werden. Wenn die Spannung nicht sehr stark und das Schneidegefühl erträglich ist, kann bis zum Brustbein und auf diesem aufwärts gezogen werden. – Bei *Störungen des Bronchialsystems* muß besonders auf druckfreies Ziehen und helles *Schneidegefühl* geachtet werden, da hierbei oft über dem *Ludwigschen Winkel dumpfes Druckgefühl* vorhanden ist. Der Zug ist dann abzubrechen und der *Brustkorbgang vom 12. BWD zur Körperseite* auszuführen. Hierbei muß helles *Schneidegefühl* ausgelöst werden, da sonst *Fehlreaktionen* wie Kurzatmigkeit, Druck auf dem Brustkorb, Herzbeklemmungen u. a. m. möglich sind.

6. Arbeitsgänge im Bereich von Schultergürtel, Nacken und Hals

(bei chronischer Bronchitis, Asthma bronchiale, Rachenkatarrhen usw.) sind *in Seitenlage und im Sitzen* möglich:

Ansetzen des 3. und 4. Fingers an den BWD in Höhe des unteren Schulterblattwinkels –

Therapeutisches Ziehen fortlaufend über den Trapezius, das Schulterblatt und aufwärts über der hinteren Achselhöhlenwand, auf der hinteren Deltaportion auslaufend –

Die Arbeitsgänge werden dicht übereinander aufwärts bis zur Spina scapulae ausgeführt. Unterhalb der Schultergräte über dem Ursprung des Delta muß besonders sorgfältig gezogen werden, da hier oft *dumpfer Druck* auftritt. Man versucht dann das *Ziehen umgekehrt* und lagert den Arm so, daß das Gewebe im Bereich des Ziehens gedehnt ist. Tritt auch dann das richtige Schneidegefühl nicht ein, so müssen alle Arbeitsgänge im Bereich des unteren Rückens und Brustkorbs wiederholt werden. Bei schweren Armstörungen gelingt es vielfach nicht, in der gleichen Behandlung das Schneidegefühl auf dem Schulterblatt zu erzielen, so daß diese Arbeitsgänge noch zurückzustellen sind.

Bei den *Arbeitsgängen am Nacken* im Bereich des 7. HWD ist zu beachten, daß hier häufig eine starke *Quellung* vorhanden ist. Die Arbeitsgänge werden daher von *lateral nach medial* ausgeführt und enden am Rand der Quellung, bis allmählich das Durchziehen mit gleichbleibendem Schneidegefühl über der weicher werdenden Quellung *bis zum 7. HWD* möglich ist, wobei meistens *sehr starkes Schneiden* gefühlt wird.

Die *Arbeitsgänge am Hals* werden bei starker Spannung *waagerecht*, bei geringerer Spannung und schwer zu erzielendem Schneidegefühl *gegen* die Richtung der Spaltlinien von *kaudal nach kranial* bis zum Hinterhaupt gezogen.

Arbeitsgänge an den Extremitäten werden für die *Arme im Sitzen und in Rückenlage*, für die *Beine in Rückenlage* ausgeführt. Im Bereich der Arbeitsgänge muß das *Unterhautgewebe jeweils gedehnt* sein: beim Ziehen an der Rückseite des Oberarmes wird der Unterarm mehr oder weniger stark gebeugt – beim Ziehen über dem Bizeps und in der Ellenbeuge gestreckt – beim Ziehen am Unterarm wird die Hand in Dorsal- bzw. Volarflexion gebracht – beim Ziehen am Oberschenkel wird der Fuß angestellt – beim Ziehen am Unterschenkel der Fuß in Dorsal- bzw. Plantarflexion gebracht – bei kurzen Arbeitsgängen kann auch das Gewebe mit der anderen Hand etwas zusammengedrückt werden. Das *Ziehen erfolgt in der Längsrichtung* je nach der Spannung mit kürzeren und längeren Arbeitsgängen, die mit einem *feinen, aber hellen Schneidegefühl einhergehen müssen.*

Therapeutische Gestaltung der Bindegewebsmassage

Die Anwendung der *Hauttechnik*, der *Unterhaut- und Faszientechnik* wird durch das *Zustandsbild und den Gewebstastbefund* bestimmt:

die *BgM in der oberen Verschiebeschicht* (Hauttechnik) bei

Kindern bis zum Beginn der Pubertät bei allen für die BgM geeigneten Störungen und Beschwerden – bei *Erwachsenen* nach Abklingen akuter Krankheitsbilder zur Beschleunigung der Rekonvaleszenz – bei Krankheitsbildern, die lange akut bleiben und schließlich subakut und chronisch werden – bei akut auftretenden Störungen eines bestimmten Organs, z. B. Herzbeschwerden bei Angina, Leber-Gallenbeschwerden und Magen-Darmstörungen durch Infektion oder Diätbelastung, Neuralgien oder rheumatoide Beschwerden der verschiedensten Art bei Fokaltoxikosen u. dgl. m. –

die *BgM in der tiefen Verschiebeschicht (fl. BgM, Unterhaut- und Faszientechnik)* bei Störungen und Beschwerden, die *nach* einer Erkrankung bestehen bleiben – bei funktionellen Störungen der verschiedensten Art, auch ohne vorherige Erkrankung.

Im Gegensatz zu den BgZ in der oberen Verschiebeschicht verschwinden die BgZ in der tiefen Verschiebeschicht auch nach erfolgreicher BgM häufig nicht; sie verringern ihre Spannung jeweils nur bis zu dem Grad, der der *Disposition* des Betreffenden entspricht. Wer die *Bedeutung der BgZ* versteht und die Technik in den Verschiebeschichten beherrscht, ist ohne weiteres in der Lage, diese Methode bei den verschiedensten Krankheitsbildern, Störungen und Beschwerden anzuwenden, da die BgM nicht ein bestimmtes Krankheitsbild behandelt, sondern *im Sinne einer Neuraltherapie auf das vegetative Nervensystem* wirkt.

Wirkung der BgM auf die ziehende Hand

Die BgM ist eine *Widerstandsarbeit* für die ziehenden Finger. Die *Hauttechnik* erfordert den geringsten Kraftaufwand, bringt aber an der ziehenden Fingerkuppe eine *Reibung*, die eine reaktive Verdickung des Epithels an der ziehenden Fingerkuppe zur Folge hat. Die Fingerkuppen und besonders die Nagelecken sind sorgfältig zu pflegen, harte Hautstellen mit Bimsstein zu behandeln. Die *Unterhaut- und Faszientechnik* erfordert größeren Kraftaufwand der ziehenden Hand, die Reibung an den Fingerkuppen ist viel geringer als bei der Hauttechnik, so daß es nur bei vielen und schwierigen Behandlungen hinsichtlich des Ziehens zu einer leicht zu beherrschenden Verdickung des Epithels kommt. Die *Muskeln und Gelenke der Hände und Arme bleiben bei guter Arbeitstechnik und zweckmäßiger Finger-Hand-Armstellung auch bei intensiver Ausführung vieler Behandlungen mit BgM beschwerdefrei.*

Beschreibung der charakteristischen BgZ bei den verschiedenen Krankheitsgruppen

Sie sind in das neue Segmentschema von HANSEN-SCHLIACK, das von dem früheren Schema etwas abweicht, eingetragen worden. Dieses auf neuen klinischen Forschungen beruhende Schema ist für die BgM nur dann von Bedeutung, wenn diese zur Förderung des Heilungsverlaufs bei sehr langsam abklingenden Krankheitszuständen (z. B. Sudeckscher Dystrophie, Angina pectoris, asthmoider Bronchitis, Neuralgien u. a. m.) ausgeführt werden soll. In diesen Krankheitsstadien kommt die »Hauttechnik« zur Anwendung.

Der Behandler muß sich nach dem gründlichen Studium der bei den einzelnen Krankheitsbildern auftretenden BgZ die Zusammenschau aller BgZ erarbeiten und erkennen lernen, da *auch klinisch stumme BgZ für die erfolgreiche BgM bedeutungsvoll sind.*

Störungen und Beschwerden in Arm und Schultergürtel

Die BgM kann zur Anwendung kommen

1. bei *Gelenkbeschwerden* nach akutem und bei chronischem Gelenkrheumatismus, bei Arthrosen und Arthropathien sowie bei Periarthritis humeroscapularis;

2. bei *rheumatoiden und neuralgischen Beschwerden* nach Neuritiden, bei Neuralgien, trophischen Störungen mit Paraesthesien, bestimmten Formen des Schreibkrampfes, bei Epikondylitis und Sehnenscheidenreizungen im Bereich der Handgelenke usw.;

3. bei *trophischen Störungen* bei peripheren Lähmungen;

4. bei *trophischen Störungen* nach Frakturen, Distorsionen, Luxationen, Entzündungen, Durchblutungsstörungen, Sudeckschem Syndrom, Dupuytrenscher Kontraktur, Zervikalsyndrom usw.

Die BgZ liegen in C 4–8, T 1–5 und weiter oft bis T 12 und L 1–5, praktisch also im Bereich des von der Armanlage auf den Rumpf eingewanderten Gewebes (Abb. 51).

Innerhalb der BgZ, die auf der Seite der jeweiligen Erkrankung liegen, sind folgende Gewebsabschnitte besonders erhöht gespannt und reizempfindlich:

1. Rückseite

das Gewebe im Bereich des unteren Schulterblattwinkels (über dem Ansatz des Latissimus) sowie über dem ganzen Latissimus bis herunter zum Beckenkamm;

das Gewebe unterhalb der Schultergräte und über der hinteren Wand der Achselhöhle, über der hinteren Deltaportion zum Arm verlaufend;

das Gewebe über dem Triceps brachii – besonders oberhalb des Olecranon – sowie über dem Unterarm bis zum Handgelenk.

2. Vorderseite

das Gewebe im Bereich des Schlüsselbeins – medial besonders oberhalb, lateral unterhalb des Schlüsselbeins (über der Fossa infraclavicularis) – über die vordere Deltaportion zum Arm verlaufend;

das Gewebe im Bereich der seitlichen Brustwand bis in die Achselhöhle hinein;

das Gewebe im Bereich des Brustkorbrandes sowie auf dem Brustkorb, ferner am lateralen Rand des Rectus abdominis.

Beim Anhaken des Brustkorbrandes vom Brustkorb her über dem 7.–8. Interkostalraum »tönt« spontan das Gewebe über dem medialen Epikondylus an, oft als scharfer Stich, so daß die Betreffenden ganz erschrocken hingreifen, weil sie einen Insektenstich vermuten – häufig nur als ein flüchtiger Hauch. Dieser »Ellenbogenpunkt« über dem 7./8. ICR im Bereich der knorpeligen Verbindung der Rippen ist therapeutisch von Bedeutung bei der Epikondylitis. Dieses Miteinander-Reagieren wird durch die Nn. intercostobrachiales bewirkt, die zwischen der Hautinnervation des Armes und der Rumpfwand vermitteln;

das Gewebe an der medialen Oberarmseite, besonders in der Ellenbeuge, an der ulnaren Seite des Unterarmes, über dem Handgelenk und in der Hohlhand zwischen den Mittelhandknochen und über den Grundgelenken der Finger.

Wenn das akute Krankheitsbild (z. B. Gelenkrheumatismus, Neuritis, Neuralgie, Kinderlähmung, Dystrophie nach Frakturen, Entzündungen, Zervikalsyndrom usw.) noch nicht lange abgeklungen ist und die hautnahen BgZ deutlich ausgeprägt sind, wird die *Hauttechnik* ausgeführt. Die Behandlung wird im Sitzen oder Liegen (Seitenlage) zunächst im Kreuzbein-Lendenbereich auf beiden Seiten ausgeführt; in den meisten Fällen sind schon in der ersten Behandlung Arbeitsgänge bis zum Schulterblatt und zur Schultergräte möglich. Häufig bewährt es sich, diese zuerst auf der gesunden Seite zu ziehen, da hierdurch konsensuelle Reaktionen in der anderen Seite ausgelöst werden und oft spontan die Reizempfindlichkeit der BgZ nachläßt. Wichtig ist die BgM besonders im Bereich der lateralen Rumpfabschnitte, das gilt auch für die Vorderseite.

Wenn nach einigen Behandlungen die Spannungen im Bereich des nicht autochthonen Rückengewebes nachlassen, so kann im Bereich des Schultergürtels weitergearbeitet werden; wichtig sind Arbeitsgänge im Bereich der vorderen und hinteren Achselhöhlenwand.

Erst spät – wenn überhaupt im Rahmen der Hauttechnik – wird am Arm selbst gearbeitet. In den meisten Fällen verschwinden bei akuten Krankheitsbildern die peripheren Störungen durch die BgM im Bereich des Rumpfes und Schultergürtels, so daß sich die periphere Behandlung erübrigt.

Bei chronischen Störungen und Beschwerden kann jedoch nach meiner Erfahrung auch die *periphere Behandlung* notwendig werden. In diesen Fällen wird am Rumpf die *Unterhaut- und Faszientechnik* angewandt, intensiv am Rand des Latissimus dorsi, am unteren Schulterblattwinkel, im Bereich der Achselhöhle, auf dem Schulterblatt. Wird das Schneidegefühl nicht in der richtigen Weise ausgelöst, so wird das Trigonum lumbale – und zwar auf beiden Seiten – angezogen, da die fehlende oder ungenügende Reaktion auf der kranken Seite häufig durch Arbeitsgänge auf der gesunden Seite umgestimmt wird. Das ist ganz besonders der Fall z. B. bei linksseitigen Armstörungen, wenn gleichzeitig die Leber-Gallenzonen auf der rechten Seite (siehe Abb. 56) stark ausgeprägt sind.

Die Arbeitsgänge auf dem Schulterblatt und über der hinteren Deltaportion sind besonders sorgfältig auszuführen, wobei streng auf das richtige Schneidegefühl zu achten ist. Sehr häufig tritt über der hinteren Deltaportion dumpfes Druckgefühl auf. Wird diese Fehlreaktion nicht beachtet und weitergearbeitet, so kann der bisherige Erfolg der BgM zunichte gemacht werden! Man arbeite in diesem Fall intensiv in der Achselhöhle, ziehe evtl. den Winkel zwischen Schultergräte und Schlüsselbein an, arbeite wiederholt am Rand des Latissimus und über der seitlichen Brustwand und versuche dann erneut Arbeitsgänge über der hinteren Deltaportion.

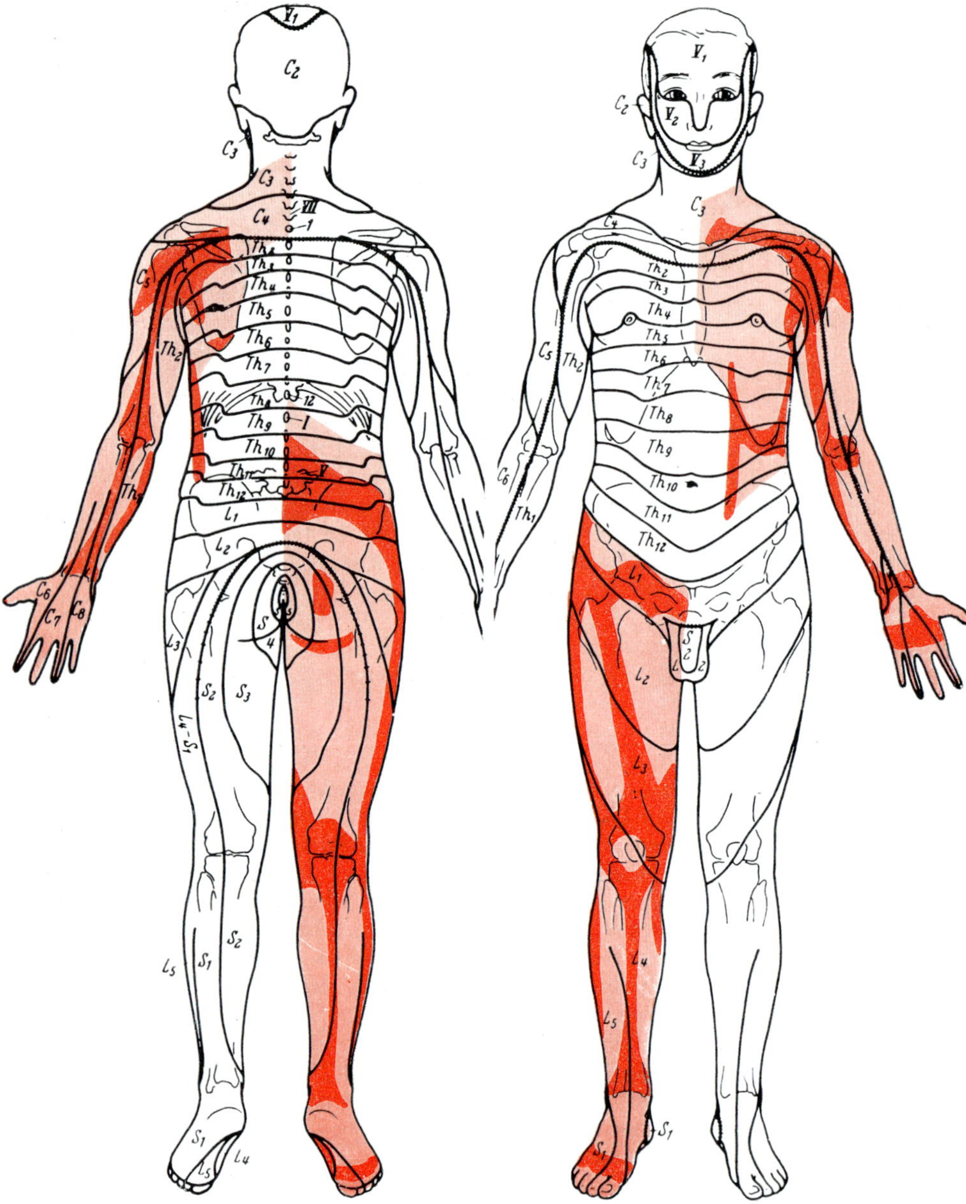

Abb. 51: Schultergürtel-Armzonen (linke Seite), Becken-Beinzonen (rechte Seite)

An der vorderen Rumpfseite sind die Muskelränder von großer Wichtigkeit: Anhaken des Rectus abdominis bis herauf auf den Brustkorb, Arbeitsgänge im Bereich der Obliqui externi über dem Brustkorbrand, vorsichtiges Arbeiten am Rand des großen Brustmuskels. Wenn das Gewebe im Bereich des Ellenbogens bei diesen Arbeitsgängen sehr »antönt«, so arbeite man immer wieder am Brustkorbrand.

Bei *Epikondylitis* und *Sehnenscheidenreizung* im Bereich der Fingerstrecker ist der Behandler häufig geneigt, die BgM sofort in der Peripherie auszuführen, in der Annahme, daß es sich um eine rein periphere Störung handle. Das ist vor allem der Fall, wenn eine Überanstrengung angegeben wird, bei Pianisten z. B. verkrampftes und übermäßiges Spielen, bei Krankengymnastinnen die Behandlung einer zu großen Patientenzahl durch viele Wochen hindurch. Epikondylitis tritt bei Tennisspielern oft zu Beginn des Trainings auf, bei Hausfrauen haben wir sie sehr häufig gesehen in den ersten Jahren nach dem Krieg durch die ungewohnte schwere Arbeit beim Holzmachen im Wald, Heben und Tragen von Lasten u. dgl. mehr. Meistens ist jedoch die periphere Belastung zwar der auslösende Faktor, aber nicht die alleinige Ursache.

Bei der größeren Zahl der Patienten, die wegen dieser Beschwerden in meine Behandlung kamen, war das Gewebe schon vor der angeschuldigten Belastung reizempfindlich, es bestanden nächtliche Paraesthesien des Armes, Müdigkeitsgefühl usw. Häufig war eine Fokaltoxikose vorhanden, gelegentlich gehörte das Armgewebe zu den entsprechenden BgZ des Rumpfes: bei *Beschwerden im rechten Arm waren die Leber-Gallenzonen* sehr deutlich ausgeprägt und die entsprechenden funktionellen Störungen vorhanden, auch bei *linksseitigen Beschwerden* konnte ich *wiederholt den Zusammenhang* mit vorher bestehenden *Herzstörungen* feststellen.

In diesen Fällen muß selbstverständlich die BgM im Bereich des Rumpfes (laterale Seite) und des Schultergürtels (Achselhöhle) ausgeführt werden. Bessern sich in den ersten 4 BgM die peripheren Störungen hierbei, so ist in der Regel eine periphere Arbeit überflüssig, ja nicht angezeigt. Bessern sich die Beschwerden nicht mit der BgM am Rumpf, so muß die periphere Behandlung hinzugenommen werden. Dafür zwei Behandlungsbeispiele:

1. Konzertpianist, 53 Jahre, kommt mit schweren Schmerzzuständen im linken Unterarm. Sie sind nach seiner Ansicht durch Überanstrengung bei der Vorbereitung eines Konzertes entstanden: er mußte mit der linken Hand über die rechte herübergreifen und in starker ulnarer Adduktion spielen. Wenn er ein Student der Musikhochschule gewesen wäre, hätte ich diese Arbeit als Überanstrengung wohl anerkennen können, aber bei einem seit Jahrzehnten tätigen Pianisten schien mir diese Ursache sehr fraglich. Bei der Durchtastung waren die BgZ über der linken Brustkorbseite außerordentlich erhöht gespannt. Bei meiner Frage nach der Situation des Herzens berichtete mir der Patient, daß er vor 1 Jahr erhebliche Herzdruckgefühle hatte, die durch eine entsprechende Herzbehandlung völlig verschwunden seien, praktisch bestünden seit 4 bis 6 Monaten keine Beschwerden mehr. Ich nahm aber auch in diesem Fall eine Reizempfindlichkeit des linken Armes auf der Grundlage der Herzzonen an und führte die BgM ausschließlich im Bereich des Rumpfes aus; durch leichtes passives Bewegen und weiches Schütteln des Unterarms lockerte ich die erhöhte Muskelspannung, und nach 4 Behandlungen war der Patient beschwerdefrei und konnte das gefürchtete Konzert glänzend meistern. Er kam anschließend noch einmal zu 4 BgM, da die BgZ im Bereich der linken Brustkorbseite in der Spannung noch nicht befriedigend nachgegeben hatten. – Patient ist seit dieser Zeit (jetzt 10 Jahre) beschwerdefrei geblieben.

2. 80jähriger Patient mit mäßigem Bluthochdruck und koronaren Durchblutungsstörun-

gen. Die Herzbeschwerden waren nach 6 BgM im Bereich des Rumpfes verschwunden, aber der linke Arm hatte noch erhebliche Störungen, nächtliche Paraesthesien, ziehende Beschwerden, der Patient mußte sich immer wieder daran reiben. – Ich führte anschließend an die BgM im Bereich des Rumpfes (in der 7. bis 10. Behandlung besonders intensiv im Bereich der linken Körperseite) 2 BgM mit Hauttechnik am linken Arm durch (mediale Bizepsseite, Trizeps, Ellenbeuge, ulnare Unterarmseite) und erzielte dadurch die völlige Beschwerdefreiheit des linken Armes, die 5 Jahre ohne Wiederholung der Behandlung angehalten hat. (Der Patient ist inzwischen verstorben.)

Bei *chronischen Krankheitsbildern* im Bereich der Hand, z. B. peripherem Gelenkrheumatismus, Dupuytrenscher Kontraktur, lange bestehender Sudeckscher Atrophie ist im Gegensatz zu der Behandlung bei Epikondylitis oder Sehnenscheidenreizungen häufig der *Beginn der BgM in der Peripherie* angezeigt. Erst wenn die periphere Trophik sich verbessert, wird die BgM am Rumpf erfolgreich hinzugenommen.

Bleiben nach Neuritiden, Neuralgien, schweren Dystrophien nach Frakturen mit verzögerter Heilung, Verletzungen usw. auch nach weitgehender Normalisierung der BgZ noch periphere Beschwerden bestehen, so können diese durch *gezielte BgM im Bereich der Störung* als Hauttechnik, Unterhaut- und Faszientechnik in den meisten Fällen vollends zum Schwinden gebracht werden. Auch bei Sklerodermie kann die BgM erfolgreich sein.

Abschließend noch ein Behandlungsbeispiel für die erfolgreiche periphere BgM:

25jähriger Philologe hat vor etwa sechs Monaten durch einen Stoß eine Schädigung des mittleren Gelenkes des linken Mittelfingers erlitten. Er hatte, als er zu mir kam, keine Schmerzen, aber eine starke Bewegungsbehinderung, die ihn vor allem beim Geigen, das er leidenschaftlich pflegte, sehr störte. Das Gelenk war verdickt und in der Bewegung eingeschränkt. Die Durchtastung der Hohlhand ergab einen beginnenden Dupuytren. Ich nahm auf dieser Basis eine trophische Störung der Hand an und führte versuchsweise eine ausschließlich periphere BgM im Bereich der Hand aus. Schneidegefühl war hier überall vorhanden, im Bereich des geschädigten Mittelfingers nur dumpfer Druck. In der dritten Behandlung war auch hier das Schneidegefühl sehr stark vorhanden, das verdickte Gelenk wurde lockerer und dünner, nach sechs Behandlungen war die äußere Fingerform unauffällig und die volle Bewegungsmöglichkeit auch beim Geigen wieder vorhanden.

Störungen und Beschwerden im Kreuzbereich und Bein

Die BgM kann zur Anwendung kommen

1. bei *Gelenkbeschwerden* nach akutem und bei chronischem Gelenkrheumatismus, bei Arthrosen und Arthropathien;

2. bei *rheumatoiden und neuralgischen Beschwerden* wie Lumbago und Sakralgie, nach Ischias, bei Ischialgie, trophischen Störungen mit Paraesthesien, Schleimbeutel- und Sehnenscheidenerkrankungen im Bereich der Knie- und Fußgelenke;

3. bei *trophischen Störungen* bei schlaffen Lähmungen;

4. bei *trophischen Störungen* nach Frakturen, Distorsionen, Luxationen, Entzündungen, Durchblutungsstörungen, Schwäche des Venen-Lymphsystems, Krampfaderbeschwerden, nach Thrombophlebitis im Bereich des Beckens und Beins, Unterschenkelgeschwüren usw.

Die BgZ liegen im wesentlichen in L 1–5 und S 1–3 (–5). Auch in T 11–12 kann die Bindegewebsspannung besonders im Bereich des Bauches erhöht gespannt gefunden werden (Abb. 51). Da das Bein durch den geschlossenen Beckengürtel viel stabiler an die Wirbelsäule angeschlossen ist als der Arm, dessen Schultergürtel vor allem durch Muskeln gehalten wird und zu dessen Befestigung durch den Latissimus dorsi noch der Beckenkamm herangezogen wird, bleibt eine nachträgliche Überlagerung von Rumpfsegmenten durch die Beinsegmente aus.

Innerhalb der BgZ, die auf der Seite der Erkrankung liegen, sind folgende Gewebsabschnitte besonders erhöht gespannt:

1. Rückseite

das Gewebe im Bereich des Kreuzbeins, Iliosakralgelenks und über der Beckenschaufel bis zum Trochanter major – bei einer Ischias oder Ischialgie ist auf der jeweils gesunden Seite lateral neben dem 2. und 3. LWD auf dem Erector trunci ein Maximalpunkt, der therapeutisch von Bedeutung ist;

das Gewebe am lateralen Rand der Fossa ischiorectalis und dem dorsalen Rand des Glutaeus maximus;

das Gewebe im Bereich der Gesäßfalte;

das Gewebe im Bereich des Tractus iliotibialis, der Kniekehle und der medialen Oberschenkelseite oberhalb des Knies;

das Gewebe zwischen den Gastroknemiusköpfen sowie über dem lateralen Gastroknemiusbauch im Bereich des Wadenbeins;

das Gewebe im Bereich der Ferse, des medialen Sohlenrandes sowie über den Grundgelenken der Zehen.

2. Vorderseite

das Gewebe im Bereich der Spina iliaca anterior superior und der Leistengegend;

das Gewebe im Bereich des Sartorius sowie über der medialen Oberschenkelseite und oberhalb des Knies;

das Gewebe im Bereich der Tuberositas tibiae und im Verlauf des ganzen Schienbeins bis zur Malleolengabel sowie über den Zehengrundgelenken.

Wenn das *akute Zustandsbild noch nicht lange abgeklungen* ist und die oberen BgZ deutlich ausgeprägt sind, oder wenn aus besonderen Gründen die BgM sehr frühzeitig angesetzt wird – z. B. bei einem Sudeckschen Syndrom[1]), kommt zunächst die *Hauttechnik* zur Anwendung. Die Behandlung wird in Seitenlage ausgeführt und bei starker vegetativer Reizempfindlichkeit zur Erzielung konsensueller Reaktionen an der gesunden Seite begonnen.

In den meisten Fällen ist aber die *Unterhaut- und Faszientechnik* von Anfang an möglich. Je reizempfindlicher und stärker gespannt die BgZ sind, desto kleiner sind die Arbeitsgänge auszuführen. Da die Technik im Liegen im Bereich des Kreuzbeins und Iliosakralgelenks schwierig ist, muß hier besonders sorgfältig gearbeitet werden.

Das gilt besonders für die *BgM bei Lumbago und Sakralgie* wegen der Reizempfindlichkeit des Gewebes im Bereich der Iliosakralgelenke. Wird hier auch bei richtiger Technik dumpfer Druck gefühlt, so ist das Trigonum lumbale auf beiden Seiten, besonders auf der weniger reizempfindlichen Seite, je ein- bis zweimal anzuziehen. Bleibt die Fehlreaktion unverändert bestehen, so führt man kleinste Arbeitsgänge an der dorsalen Trochanterseite aus, die oft spontan die Schneidereaktion im Bereich der Iliosakralgelenke auslösen. Auch der Maximalpunkt am Rand der Fossa ischiorectalis (Abb. 62, Seite 121) kann zur Umstimmung angezogen werden.

---

[1]) E. Stenger und U. Guse berichten in einer interessanten Arbeit aus der Chirurg. Univ.-Klinik Würzburg über die Bindegewebsmassage bei Sudeckschem Syndrom, daß sich bei der Behandlung des zweiten Stadiums des Sudeck, in dem sich auf Grund einer Dysregulation des vegetativen Nervensystems die Dystrophie ausbildet und im dritten Stadium der Endatrophie, die Bindegewebsmassage bestens bewährt hat.

Bei der *BgM nach Ischias und bei Ischialgie* liegt an der jeweils gesunden Seite paravertebral von LWD 2 und 3 ein Maximalpunkt, der in Beziehung zu dem sehr erhöht gespannten Gewebe im Bereich der Gesäßfalte auf der kranken Seite sowohl bei der Hauttechnik als auch bei der Unterhaut- und Faszientechnik steht:

durch die BgM im Bereich des Maximalpunktes auf der gesunden Seite treten in dem kranken Bein mehr oder weniger starke Paraesthesien auf, die durch einige wenige Arbeitsgänge im Bereich der Gesäßfalte auf der kranken Seite wieder zum Verschwinden gebracht werden können.

Bei *Blasenstörungen* auf funktioneller Grundlage oder nach Entzündungen kommen die Patienten oft wegen rheumatoider Schmerzen im Bereich des Kreuzbeins und der Oberschenkel sowie wegen chronisch kalter Füße zur BgM. Diese ist im Bereich des Darmbeinkamms, des unteren Kreuzbeindrittels und im Bereich des Tractus iliotibialis besonders wichtig. Häufig tritt am Oberschenkel das Schneidegefühl zunächst nicht ein, sondern es wird ein Gefühl des Streichens angegeben. In diesen Fällen sind das Trigonum lumbale, der Rand der Fossa ischiorectalis und evtl. der Hiatus adductorius anzuziehen. Die Patienten geben oft an, daß bei der Arbeit im Kreuzbeinbereich die Füße schlagartig warm, ja heiß werden. Periphere BgM hat hier keine Wirkung.

Welchen Grad *rheumatoide Beschwerden auf der Grundlage von Blasenzonen* annehmen können, sei an folgendem Fall geschildert:

Eine Patientin, 68 Jahre alt, leidet von Kind auf an einer »schwachen Blase« und hat mehrfach Blasenentzündungen durchgemacht. Die Blasenfunktion war zu der Zeit, als die Patientin wegen schwerer Schmerzzustände im Bereich der Vorderseite des rechten Oberschenkels und starker Gehbehinderung zu mir kam, unauffällig. (Die Patientin war vor der BgM mehrfach wegen der rheumatoiden Schmerzzustände wochenlang in Krankenhäusern gewesen und hat weder durch Medikamente noch durch die verschiedensten physikalischen Anwendungen Erleichterung bekommen.)

Der Gewebstastbefund war hinsichtlich der Muskeln und Gelenke unauffällig, ergab jedoch eine *sehr starke Blasenzone*, Verstopfungs- und Leber-Gallenzone, eine angedeutete Herzzone und deutliche Armzonen. Die Oberschenkelbeschwerden waren krampfartig, traten nach kurzem Gehen auf, so daß sich die sehr energische Patientin am liebsten auf die Straße gesetzt hätte, denn nach kurzem Sitzen waren die Beschwerden jeweils weg, und sie konnte wieder ein Stück weitergehen. Gelegentlich war das morgendliche Aufstehen durch Kreuzschmerzen erschwert.

Die Reaktionen bei den BgM waren bis auf den rechten Oberschenkel die erwarteten: überall war helles, klares Schneidegefühl vorhanden, aber an dem beschwerlichen Oberschenkel wurde auch bei schärfstem Anziehen nur leichtes Streichen angegeben. Nach 6 BgM, bei denen jeweils die besonderen Reaktionspunkte (Trigonum lumbale, Rand der Fossa ischiorectalis, dorsale Trochanterseite und Hiatus adductorius) angezogen wurden, trat endlich leichtes und in den weiteren Behandlungen zunehmendes Schneidegefühl auch an dem rechten Oberschenkel auf. Das Gehen wurde besser, und nach 20 Behandlungen war die Patientin völlig beschwerdefrei und unbehindert auch bei langem Gehen. Nach 4 Monaten wurden noch einmal 10 Behandlungen ausgeführt, da die Patientin dann für mehrere Jahre ins Ausland reiste. Sie ist heute – 12 Jahre nach der Behandlung – völlig beschwerdefrei und fühlt sich bewegungslustig und frisch.

Von ausgezeichneter Wirkung ist die *BgM bei Störungen und Beschwerden des Venensystems:* dic Patienten – es sind häufig Frauen – kommen mit Klagen über schwere »müde« Beine, nächtliche Fuß- und Wadenkrämpfe, Paraesthesien, abendliche Knöchelanschwellungen, langjährige Unterschenkelgeschwüre, die immer wieder aufbrechen, nach Thrombosen in Becken und Bein zur Behandlung. Die BgM wird in Seitenlage im Bereich von Kreuzbein, Iliosakralgelenken und Hüften und in Rückenlage am Oberschenkel ausgeführt, am Unterschenkel und Fuß ist sie nur in besonderen Fällen in den letzten Behandlungen noch angezeigt. Wie hervorragend auch bei schweren Störungen diese Behandlung wirken kann, sei an zwei Beispielen gezeigt:

Patientin, 74 Jahre alt, kommt verzweifelt wegen fast 4jährigem Unterschenkelgeschwür handbreit oberhalb des linken medialen Knöchels. Seit etwa 6 Monaten schläft sie nicht mehr, weil sie nach kurzem Liegen so schwere Schmerzen in dem Geschwür bekommt, daß sie aufstehen und herumgehen muß. Die verschiedensten Behandlungsversuche in den letzten 4 Jahren haben immer nur ganz kurze Zeit Linderung gebracht. Jetzt ist der Zustand sehr schlecht. Das untere Drittel des Unterschenkels ist tiefbraun pigmentiert, die Haut glänzend, das Geschwür (3 cm lang, 2 cm breit) schmierig, der Fuß nur gering beweglich, dabei schweres depressives Zustandsbild.

Tägliche BgM (Seitenlage rechts und links, Rückenlage für die vordere Rumpfseite und die Oberschenkel) verbesserte nach 1 Woche die Fußbewegungen soweit, daß die Patientin wieder mit Abrollen des Fußes gehen konnte. Die dunkle Pigmentierung war auffallend heller geworden, das Geschwür wurde hellrot und schmerzfrei, so daß nach einer Woche die Nachtruhe wieder ungestört war. (Während der Nacht wurden kalte Wickel um die Unterschenkel gemacht, die früher auch angewandt waren, aber nie Linderung gebracht hatten.)

Die BgM wurde in der zweiten Woche durch passive Fußbewegungen ergänzt, um die Unterschenkelfaszie geschmeidig zu machen und das Zusammenspiel zwischen Hautvenen und tiefen Venen wiederherzustellen. Am Ende der 2. Woche war das Geschwür abgeheilt und beschwerdefrei. Eine Nachricht viele Jahre später meldete weiterhin Wohlbefinden.

Bei vieljährigen *Unterschenkelgeschwüren* kann zunächst die periphere BgM angezeigt sein: am dorsalen Rand des Tractus iliotibialis, im lateralen Bereich der Kniekehle, über dem lateralen Gastroknemiuskopf und zwischen den Gastroknemiusköpfen an ihrem Ansatz auf dem Soleus.

Da die schwer heilenden und rezidivierenden Geschwüre in der Hauptsache an der medialen Unterschenkelseite im Bereich der Vena saphena magna liegen, habe ich anfangs wiederholt versucht, durch Arbeitsgänge im medialen Bereich die vegetative Umstimmung zu erzielen. Diese Arbeitsgänge haben sich nicht bewährt: in den meisten Fällen trat schwerer dumpfer Druck und kein Schneidegefühl auf, während bei der BgM an der lateralen Beinseite sofort die richtige Reaktion vorhanden ist. Die Patienten geben vielfach an, daß sie beim Arbeiten über dem lateralen Gastroknemiuskopf an ihrem medial liegenden Geschwür Stechen und Kribbeln spüren.

1945/46 habe ich in der Chirurg. Univ.-Klinik Freiburg u. a. 17 Kranke im Alter von 40 bis 60 Jahren mit zum Teil vieljährigen Unterschenkelgeschwüren mit der peripheren BgM behandelt und ausgezeichnete Ergebnisse erzielt. Alle Patienten waren ambulant zur Behandlung gekommen. Im Anschluß an Unterschenkel-Wechselbäder (ca. 10 Minuten Dauer, 1 bis 2 Minuten warm, 10 bis 30 Sekunden kalt) wurde die BgM im Bereich des jeweiligen Ober- und Unterschenkels an den genannten Gewebsabschnitten etwa 15 Minuten durchgeführt. Die Wundversorgung erfolgte in der üblichen Weise, alle Patienten wurden außerdem mit einem komprimierenden Wickelverband versehen, damit sie ihrer häuslichen oder beruflichen Tätigkeit nachgehen konnten. Sehr häufig wurde nach den Arbeitsgängen am Oberschenkel und über dem lateralen Gastroknemiuskopf das vorher schmerzhafte Geschwür (im allgemeinen handbreit oberhalb des medialen oder lateralen Knöchels) schmerzlos und frisch durchblutet. Erstaunlich rasch verschwanden die bei allen Patienten in starkem Ausmaß vorhandenen nächtlichen Paraesthesien. Bis zur Überhäutung der Geschwüre, die bei diesem Krankengut zwischen 1 bis 20 Jahren mit nur kurzen Unterbrechungen bestanden, wurden 10 bis 45 Behandlungen benötigt, bis zur Entlassung aus der Behandlung wurden im Durchschnitt noch 5 bis 15 weitere BgM ausgeführt.

Diese Erfahrungen haben gezeigt, daß es durchaus möglich ist, in besonders gelagerten Fällen durch die periphere BgM zum Erfolg zu kommen. Bei diesen 17 Kranken war die BgM im Bereich des Rumpfes nicht notwendig; bei anderen Kranken, deren Geschwüre oft viel kürzere Zeit bestanden, mußte sie hinzugenommen werden, weil die Reaktionen bei der peripheren BgM unbefriedigend blieben. Die Entscheidung, ob die periphere BgM ausreicht oder ob sie im Bereich des Rumpfes hinzugenommen werden muß, wird also von den Reaktionen bzw. der vegetativen Dystrophie der jeweiligen Kranken bestimmt, die aufmerksam verfolgt werden muß.

Bei *spastischen Gefäßerkrankungen* kommt die BgM in besonderer Weise in Betracht, hat doch Frau Dicke bei eigener spastischer Beinerkrankung die Methode gefunden und sich dadurch helfen können.

Die BgM bewirkt eine Umschaltung der vegetativen Reaktionen nach der parasympathischen Seite, die bei den angiospastischen Beschwerden von entscheidender Bedeutung ist. Je nach der Schwere des Krankheitsbildes ist bis zum Eintritt dieser Reaktion eine mehr oder weniger lange Behandlungszeit notwendig. Im Gegensatz zu allen anderen Krankheitsbildern tritt bei dieser Krankheitsgruppe *nicht von Anfang an das Schneidegefühl und die Hautreaktion* in der der erhöhten Bindegewebsspannung entsprechenden Weise ein: Die Patienten fühlen auch bei intensivem Ziehen im Sinne der BgM lediglich schwaches Streichen, eine Hautrötung tritt, wenn überhaupt, nur als schwach rosa gefärbter Strich ein, der sehr schnell verschwindet. Erst nach einigen – oft vielen – BgM tritt ein zartes, helles Schneidegefühl auf und vertieft sich die Hautreaktion; in günstig reagierenden Fällen steigern sich diese Reaktionen bis zu der den BgZ entsprechenden Stärke. Das gilt besonders für das Schneidegefühl, während die Dermographia rubra und elevata immer schwächer als bei anderen Krankheitsbildern bleibt.

Bei der BgM sind alle Methoden des Ziehens anzuwenden: Oft bewährt sich zu Beginn die intensive Hauttechnik im Bereich des Rückens im Sitzen, der Hüften und Oberschenkel in Seiten- und Rückenlage – oft ist es günstiger, wenn mit den kürzesten Arbeitsgängen der Unterhaut- und Faszientechnik an den Muskel- und Faszienrändern und im Bereich der besonderen Reaktionspunkte (Trigonum lumbale, Latissimusrand, Achselhöhle, lateraler Rand der Fossa ischiorectalis, dorsale Trochanterseite, Tractus iliotibialis und Hiatus adductorius, Rand des Rectus abdominis, Beckenrand) zunächst gearbeitet und evtl. noch in der gleichen Behandlung auch die Hauttechnik angewandt wird, bei Beinerkrankungen im Lenden-Kreuzbeinbereich und über der Hüfte, bei Armerkrankungen an Brustkorb und Schultergürtel.

Um die Umschaltung nach der parasympathischen Seite zu unterstützen, sollen diese Patienten nach der Behandlung mindestens zwei Stunden liegenbleiben; eine ambulante Behandlung mit anschließendem Heimweg (ob mit Straßenbahn oder Auto) ist erst bei gebesserten Zustandsbildern ratsam. Die einzelne BgM benötigt anfangs einen großen Zeitaufwand: mindestens 50 bis 60 Minuten sind hierfür anzusetzen. Die Erfolge durch die BgM sind oft sehr gut. Selbstverständlich kann diese Behandlung Medikamente oder bei schweren Bildern auch chirurgische Eingriffe nicht ersetzen, sie unterstützt jedoch alle diese Maßnahmen entscheidend.

Es folgen einige Behandlungsbeispiele:

1. 68jährige Patientin kommt wegen schwerer Beinbeschwerden im Sinne des intermittierenden Hinkens. Seit 2 Jahren, besonders im Winter, zunehmende Verschlechterung. Außerdem besteht an der linken Ferse ein Kalkaneussporn, der lange Zeit als Ursache der Beschwerden angesehen worden ist.

Die Patientin hat zwei völlig verschieden gefärbte Beine; das rechte Bein ist fahlblaß, das linke Bein blaurot. Beide Beine sind kalt, die Fußrückenarterien waren an beiden Seiten kaum zu tasten. Das linke Bein reagierte von Anfang an mit hellem, scharfem Schneidegefühl und starker Dermographia elevata und wurde unter der Behandlung deutlich blasser; am anderen Bein wurde erst in der 6. BgM leichtes Schneiden und eine zarte Hautreaktion erzielt. Nach 20 intensiven BgM mit Unterhaut- und Faszientechnik im Bereich des Rumpfes und im Kreuzbein-Lenden-Hüftbereich und Hauttechnik an den Beinen war die Farbe der Beine ausgeglichen, gleichmäßig hellrot; irgendwelche Beschwerden durch den Kalkaneussporn waren nicht mehr vorhanden, die Patientin konnte auf natürlichem Boden (im Schwarzwald) wieder stundenlang ohne Beschwerden gehen.

Im darauffolgenden Herbst und Frühjahr wurden jeweils 10 BgM durchgeführt. Das Zustandsbild ist bis heute – 4 Jahre nach der ersten Kur mit BgM – gut geblieben; die Patientin hat außer BgM keine andere Behandlung erfahren.

2. 65jähriger Patient, sehr lebhaftes Temperament und frisch aussehend, kommt verärgert wegen eines dauernd krampfenden Unterschenkels zur BgM. Die Beschwerden hatten erst vor einem halben Jahr eingesetzt und waren für sein noch jugendliches Temperament irritierend. Kam der Patient morgens zur Behandlung, so war der Fuß und Unterschenkel kalt und blaß. Unter der BgM wurde das Bein jeweils warm und gut durchblutet.

Der Patient konnte sich bei aller Energie am Morgen nicht dazu bringen, langsam zu gehen. Da er nach der Nachtruhe beschwerdefrei aufstand, dachte er, das Bein sei gesund, und ging den kurzen Weg zu mir mit raschem Schritt, bis er zu seinem größten Ärger stehenbleiben mußte. In dieser Situation ballte er gelegentlich die Hände vor Zorn und stampfte mit dem Fuß auf den Boden. Ich erklärte ihm die ungünstige Wirkung dieses Temperamentausbruches auf seine Gefäße und veranlaßte ihn, neben der BgM bei mir noch *die Selbstentspannung mit dem autogenen Training nach* I. H. SCHULTZ[1]) zu erlernen. Der Erfolg dieser kombinierten Behandlung war außerordentlich: Der Patient erlernte bei dem autogenen Training sehr schnell »Schwere« und »Wärme«, gewöhnte sich morgens das langsamere Gehen an und konnte nach 20 Behandlungen im wesentlichen beschwerdefrei abreisen.

Das zweite Beispiel zeigt die häufige Reaktion von Patienten mit angiospastischen Erkrankungen: ärgerliche Verstimmung darüber, daß ihr bisher ungestörtes Leben plötzlich behindert ist. Zu dieser ärgerlichen Verstimmung kann auch Angst vor der weiteren Verschlechterung des Beins und der dann drohenden Gefahr der Amputation kommen. Hierfür noch ein Beispiel:

3. Patient, 63 Jahre alt, an intensive körperliche Arbeit im Freien gewöhnt, bekam schwere Gefäßspasmen an beiden Beinen. Eine Grenzstrangbehandlung mit Novokain brachte Erleichterung. Er ließ sich immer wieder von verschiedenen Seiten eine Serie von BgM durchführen und reagierte durchaus günstig darauf. Er kam auch zu mir nach Frei-

[1]) POLZIEN P. berichtete aus der Med. Univ.-Poliklinik Würzburg, daß durch die »Wärmeübung« das autogene Training nach SCHULTZ Patienten mit mehrjähriger Endangitis bzw. Arteriosclerosis obliterans eine Steigerung der peripheren Durchblutung erzielen konnten. Er sieht den Vorteil dieser Behandlung, die sich nur für Menschen mit dem »Willen zur Selbstgestaltung« eignet, in der Änderung des Krankheitserlebnisses.

burg: die Beine waren blaß und kühl, bei langsamem Gehen waren die Beschwerden erträglich.

Der Patient erzählte in den ersten Behandlungen von seiner großen Angst vor einer eventuellen Amputation, die ihn Tag und Nacht verfolge. Ich schlug auch in diesem Fall die Erlernung des autogenen Trainings vor, denn der Patient schilderte sehr anschaulich, wie bei stärkerer Angst die Krampfneigung im Bein sofort sehr gesteigert sei. Beim autogenen Training entwickelte er ausgezeichnete Fähigkeiten und konnte beide Beine sehr warm machen. Die Angst hatte er völlig überwunden. Mehrfache Kuren mit der kombinierten Anwendung der BgM und des autogenen Trainings jeweils im Frühjahr und Herbst brachten Beschwerdefreiheit, so daß der Patient wieder vielstündige Spaziergänge unternehmen konnte[1]).

Eine weitere Unterstützung der parasympathischen Reaktion der BgM, die besonders gut dazu paßt, ist die »heiße Rolle«[2]). Sie wird bei spastischen Gefäßerkrankungen zunächst im Bereich des rechten Oberbauchs ausgeführt, wodurch eine tiefe Durchwärmung der Leber und damit eine Anregung ihres Stoffwechsels erfolgt. Die Patienten geben bei den ersten Anwendungen oft eine stundenlang anhaltende innere Wärme an, die von günstiger Wirkung für die erkrankten Extremitäten ist. Wenn die Nachwärme allmählich rascher abklingt, was mit Besserung des Leberstoffwechsels der Fall ist, so bewährt sich u.U. die Anwendung der heißen Rolle über dem Kreuzbein: Die Patienten geben hierbei oft an, daß die Beine und Füße plötzlich ganz heiß werden.

Kopfschmerzen

Die BgM kann angezeigt sein

1. nach *Kopftraumen* (Kommotio, Kontusion, Schädelbrüchen) mit den hierbei häufigen vegetativen Störungen;

2. bei *rheumatoiden und neuralgischen* Kopfschmerzen, wie sie auch bei Zervikalsyndrom gelegentlich auftreten;

3. bei *Kopfschmerzen als Begleiterscheinung* von Magen-Darmstörungen, Gallenblasen-

---

[1]) Der unter 2) und 3) auf Seite 102 beschriebene Patient hat das autogene Training nach I. H. Schultz erlernt. Durch die regelmäßige Durchführung der Übungen wurde das Ergebnis der BgM im Fall 2) wesentlich verbessert. Fall 3) führte nach Abschluß der Kur mit BgM zu Hause das autogene Training regelmäßig und intensiv weiter durch und konnte dadurch eine weitere Verbesserung seines Krankheitsbildes erzielen.

Es sei ausdrücklich darauf hingewiesen, daß die Vermittlung des autogenen Trainings durch einen entsprechend geschulten Arzt erfolgen muß, die selbständige Erlernung etwa nach dem kleinen Übungsheft von Schultz führt nicht zum Erfolg. Wer sich mit Fragen der Entspannung beschäftigt hat, weiß um deren psychische Wirkung. Während der Arbeitsstunden mit dem Arzt entwickeln sich in natürlicher Weise Gespräche, die sich um die besondere Lebenssituation und eventuelle Konflikte des Kranken drehen. Dieser lernt sich dabei besser kennen und bekommt seinem Zustand gegenüber eine neue Einstellung, die für den erfolgreichen Fortgang der BgM auch entscheidend sein kann.

[2]) Die heiße Rolle erzielt bei der Anwendung über dem rechten Oberbauch eine tiefe Durchwärmung der Leber, deren Stoffwechsel dadurch angeregt wird; bei peripherer Anwendung im Bereich des Kreuzbeins und Rückens wird durch die Wärme und die bei der Anwendung der Rolle erfolgende Massage eine sehr intensive Einwirkung auf die Körperdecke erzielt, die reflektorisch auf die zugeordneten Organe wirkt. (Näheres siehe Günther/Kohlrausch/Teirich-Leube, »Krankengymnastik in der Frauenheilkunde«, Band I von »Praxis der Krankengymnastik« und Lindemann/Teirich-Leube/Heipertz, »Lehrbuch der Krankengymnastik«, Bd. IV.)

beschwerden, funktionellen Störungen des Nieren-Blasensystems, der weiblichen Unterleibsorgane usw.;

4. bei *Kopfschmerzen bei Hypertonie und hypotonen Kreislaufregulationsstörungen,* wie sie bei der leptosomen Konstitution häufig sind;

5. bei *Migräne.*

Die BgZ liegen in allen Segmenten, vom Hinterhaupt bis herunter zum Kreuzbein. Das gilt besonders für die Störungen nach Kopftraumen, während bei Kopfschmerzen in Verbindung mit Störungen des Leber-Gallensystems, des Magens oder Darms usw. die jeweiligen BgZ besonders deutlich ausgeprägt sind. Dumpfer Kopfdruck tritt häufig bei Blasenstörungen auf; hier wirkt die BgM in den meisten Fällen rasch und gut. Bei Migräne sind außer den charakteristischen Kopfzonen (besonders zwischen den Schulterblättern) die verschiedensten Organzonen vorhanden: z. B. Leber-Gallen- und Magenzonen, sehr häufig sind Hypomenorrhoezonen.

Innerhalb der BgZ sind folgende Gewebsabschnitte besonders erhöht gespannt und reizempfindlich (Abb. 52):

1. Rückseite

das Gewebe über dem Kreuzbein, vor allem über dem untersten Abschnitt;

das Gewebe im Bereich der untersten Rippen, besonders paravertebral;

das Gewebe zwischen den Schulterblättern;

das Gewebe auf den Schulterblättern über der lateralen Hälfte, über der hinteren Deltaportion zum Oberarm verlaufend;

das Gewebe im Bereich der Halswirbeldornfortsätze – vom 5. HWD verläuft eine schmale, bandförmige Einziehung über die Halsseite nach vorn;

das Gewebe am Latissimusrand bis tief in die Achselhöhle hinein.

2. Vorderseite

das Gewebe im Bereich der Rippenbögen, besonders am Rand des Rectus abdominis im Bereich des Bauches und auf dem Brustkorb;

das Gewebe in der Medioklavikularlinie über den vorderen Flankenabschnitten und den großen Brustmuskeln, ferner

das Gewebe in der Fossa infraclavicularis, über der vorderen Deltaportion verlaufend;

das Gewebe im Bereich der Ursprünge der Sternocleidomastoidei und ihrem dorsalen Rand bis zum Warzenfortsatz verlaufend, sowie über der ganzen Vorderseite des Trapezius oberhalb des Schlüsselbeins;

das Gewebe im Bereich der Fossa jugularis oberhalb des Manubriums.

Die *BgM nach Kopftraumen* wird, wenn möglich, im Sitzen ausgeführt, und zwar mit besonderer Intensität im Bereich des Kreuzbeins, wo die unterste Kopfzone liegt. Diese wurde seinerzeit mehr oder weniger zufällig gefunden:

In einem Lazarett wurden Soldaten wegen vegetativer Störungen und Kopfschmerzen nach Kopftraumen mit BgM behandelt. Bis auf einen Mann besserten sich alle in der üblichen Weise und waren nach 4 bis 6 Wochen beschwerdefrei. Da eine psychische Überlagerung bei dem nicht günstig reagierenden Patienten nicht vorhanden war, habe ich den Gewebstastbefund bei ihm noch einmal »neu« erhoben und die bis dahin nicht beachtete unterste Kopfzone festgestellt. Nachdem diese in der entsprechenden Weise in die BgM einbezogen war, ist der Patient rasch beschwerdefrei geworden.

In den lateralen Rumpfabschnitten kann schon in den ersten BgM bis in die Achselhöhle heraufgegangen werden. Die paravertebrale Arbeit erfolgt erst spät, wenn die vegetative Störbarkeit nicht schon vorher verschwunden ist. Im letzteren Fall erfolgt sie überhaupt nicht.

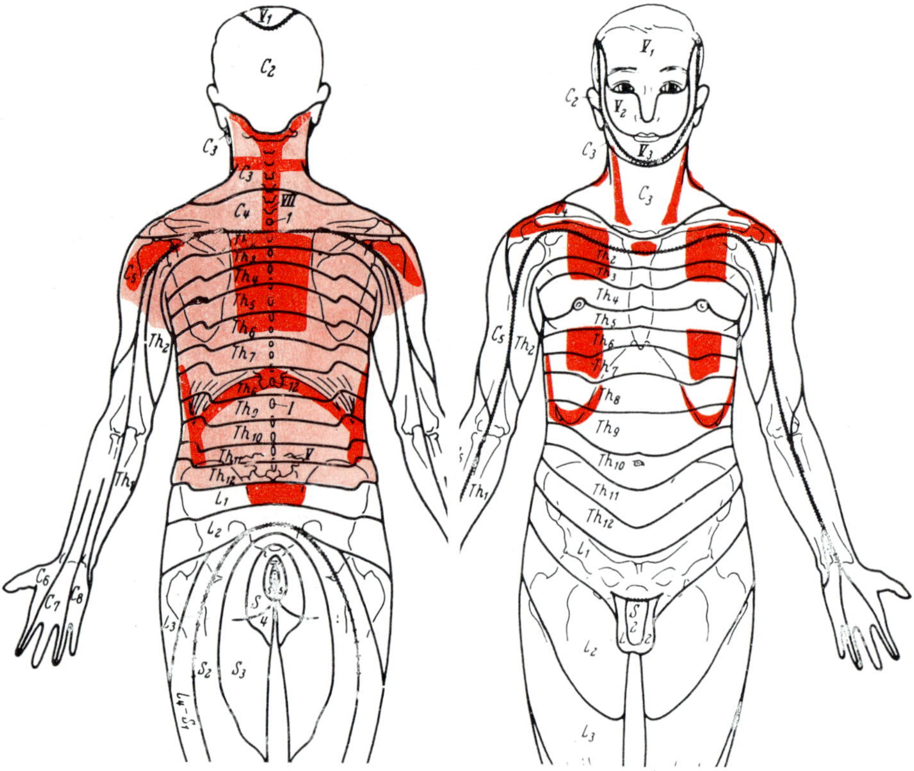

Abb. 52: Kopfzonen

Daß auch bei ausschließlich im Kopfbereich angegebenen Störungen und Beschwerden die BgM im Bereich der stark ausgeprägten Kopfzonen zwischen den Schulterblättern nicht entscheidend ist, soll durch folgendes Beispiel anschaulich gemacht werden:

Patientin, 40 Jahre alt, leidet seit ihrem 20. Lebensjahr an Migräne, die wöchentlich 2–3mal in Form schwerer Anfälle auftritt und den Beruf als Zahnärztin sehr erschwert. Sie ist glücklich verheiratet und Mutter von 3 gesunden Kindern. Außer der sehr deutlichen Kopfzone zwischen den Schulterblättern waren die Leber-Gallenzonen sehr deutlich, die Herz- und Magenzone angedeutet, die *Hypomenorrhoezone sehr deutlich.* Die Menstruation hat erst im 20. Jahr eingesetzt und ist nie regelmäßig gewesen, die Intervalle waren immer verlängert und die Blutung sehr kurz. Abgesehen von der Prägung der BgZ wies schon die Angabe der Patientin, daß die Migräne im 20. Jahr, also mit Beginn der Menstruation eingesetzt hat, auf eine Beziehung zwischen Periode und Migräne hin.

Die BgM war nur im Bereich des Kreuzbeins und über dem Latissimusrand zwischen Becken und Brustkorb von starkem Schneidegefühl begleitet. Auf dem Brustkorb wurde überall beim Ziehen nur schwerer dumpfer Druck angegeben. Nach der ersten BgM, an die anschließend die heiße Rolle über dem rechten Oberbauch ausgeführt wurde, war das Gesicht für 24 Stunden heiß und rot, keine Kopfschmerzen. Tägliche Behandlung in dieser Weise durch eine Woche, keine Migräne, das Heißgefühl im Gesicht nach der Behandlung wurde geringer. (Die Patientin nahm in dieser Zeit auf meinen Rat die gewohnten

Koffeintabletten weiter, ohne die sie nicht leben zu können meinte!) In der 2. Woche kam zur Überraschung der Patientin die Menstruation pünktlich nach 4 Wochen und mit normaler Blutung von 3 bis 4 Tagen. Am 1. Tag der Menstruation leichte Kopfschmerzen. Nach der Menstruation Fortsetzung der BgM mit der anschließenden heißen Rolle jeden 2. Tag durch 3 Wochen hindurch, dann Abbrechen der Behandlung aus äußeren Gründen. Die Patientin gab zu dieser Zeit an, daß es in ihrem Hause zum größten Erstaunen ihres Mannes das Wort »Migräne« nicht mehr gäbe! Nach einem halben Jahr wurden wiederum 6 bis 8 BgM und heiße Rollen ausgeführt. Die Periode war regelmäßig alle 4 Wochen gekommen mit regelrechter Blutung von 3 bis 4 Tagen. Der Koffeinverbrauch war allmählich reduziert worden, die Berufstätigkeit konnte ohne Störungen durchgeführt werden.

Trotz des guten Ergebnisses hinsichtlich der Beeinflussung der Migräne war im Bereich des Brustkorbes nach wie vor nur dumpfes Druckgefühl bei dem Versuch des Ziehens vorhanden. Die Kopfzone zwischen den Schulterblättern blieb unverändert stark ausgeprägt, die Spannung im Bereich der Leber-Gallenzonen dagegen hatte sehr nachgelassen, am Latissimusrand bis herauf zum unteren Schulterblattwinkel war nun bei der Faszientechnik helles, klares Schneidegefühl auszulösen. Vielleicht wäre es in einer durch sehr lange Zeit regelmäßig durchgeführten Behandlung mit BgM möglich, auch im Bereich des Brustkorbes und Schultergürtels das Schneidegefühl zu erzielen. Wahrscheinlich wäre dann die Gefahr erneuter Migräne-Anfälle geringer, aber die offensichtlich entscheidende Hypomenorrhoezone kann in diesem Fall nicht grundsätzlich umgestimmt werden, da sie der neurohumoralen Anlage der Patientin entspricht. In 5 Beobachtungsjahren sind hin und wieder leichte Kopfschmerzen, aber keine Migräne-Anfälle mehr aufgetreten.

Dieses Beispiel mag für viele gelten und eindringlich darauf hinweisen, sorgfältig *vor Beginn der BgM den Gewebstastbefund* zu erheben und sich in der Durchführung der Behandlung von diesem leiten zu lassen.

Kopfschmerzen bei Hypertonie, die oft hartnäckig bestehen bleiben und bei geistigen und körperlichen Anstrengungen, Aufregungen, banalen katarrhalischen Infekten, Fokaltoxikosen usw. immer wieder neu auftreten, sind nach einer größeren Anzahl von BgM im Bereich des Rumpfes (besonders der lateralen Brustkorbabschnitte und Achselhöhlen) und durch Arbeitsgänge an Hals und Kopf oft ausgezeichnet zu beeinflussen. Wenn bei solchen Patienten die Leber-Gallenzonen ebenfalls sehr deutlich ausgeprägt sind, muß bei der BgM immer wieder auf diese eingegangen werden, da sie erfahrungsgemäß in Beziehung zu den Kopfbeschwerden bei Hypertonie stehen. Die Unterstützung der BgM durch die anschließende Anwendung der heißen Rolle auf dem rechten Oberbauch zur Erzielung einer tiefen Durchwärmung und Stoffwechselanregung der Leber bewährt sich sehr.

Lunge und Bronchialsystem

Die BgM kann angezeigt sein

1. nach *Lungenentzündungen* mit verzögertem Heilungsverlauf, besonders nach Bronchopneumonien;

2. nach *Bronchitis,* bei chronischer Bronchitis (Raucherbronchitis), bei Bronchiektasen mit rezidivierender Bronchitis und

3. beim *Asthma bronchiale.*

Die BgZ liegen in C 3–8 und Th 1–9 (Abb. 53), beim Asthma bronchiale oft bis Th 12 und L 5 reichend (Abb. 54).

Innerhalb der BgZ sind bei den unter 1) und 2) genannten Erkrankungen folgende Gewebsabschnitte besonders erhöht gespannt und reizempfindlich:

1. **Rückseite**

das paravertebrale Gewebe links und rechts der Wirbelsäule zwischen den Schulterblättern, bei chronischen Störungen im Bereich der ganzen Brustwirbelsäule;

das Gewebe im Bereich des Halses;

das Gewebe im Bereich der Schulter.

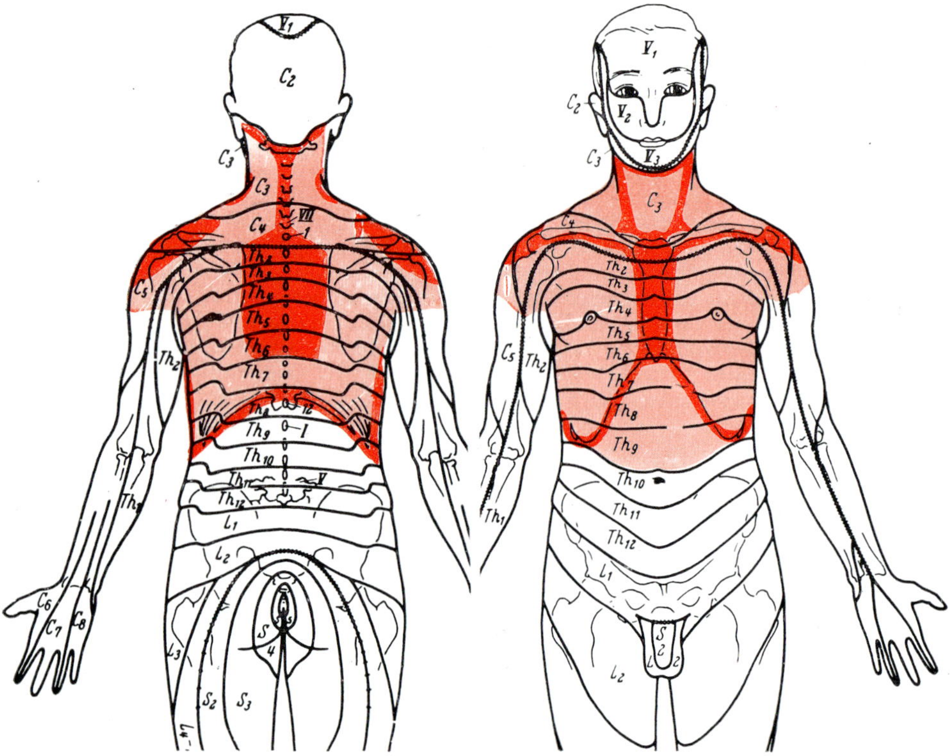

Abb. 53: Lungen- und Bronchialzonen

2. **Vorderseite**

das Gewebe über Brustbein und Rippenknorpeln, mit besonderer Reizempfindlichkeit über dem Ludwigschen Winkel (Verbindung von Brustbeinkörper und Manubrium);

das Gewebe unterhalb des Schlüsselbeins im lateralen Drittel in der Fossa infraclavicularis, über der vorderen Deltaportion verlaufend;

das Gewebe über der Fossa jugularis und im Bereich der Ursprünge der Stenocleidomastoidei.

Beim *Asthma bronchiale* sind die erhöht gespannten Gewebsabschnitte ausgedehnter (Abb. 54) und betreffen

das paravertebrale Gewebe bis herunter zum Kreuzbein;

das Gewebe im Bereich der Beckenkämme;

das Gewebe am Rand des Latissimus dorsi bis in die Achselhöhle hinein;

das Gewebe im Bereich des Brustkorbrandes.

Wenn andere BgZ nicht in stärkerem Maße vorhanden sind, so ist die BgM im Rahmen der allgemeinen Behandlung besonders wichtig

über der seitlichen Brustwand,

in der Achselhöhle,

in dem Winkel zwischen Schlüsselbein und Schultergräte, in der Fossa infraclavicularis und im Bereich der Ursprünge der Sternocleidomastoidei.

Wenn die erhöhte Spannung in den BgZ am Rücken deutlich nachgelassen hat, wird im Rahmen der allgemeinen BgM an der Vorderseite das Gewebe am Brustbein in die Behandlung einbezogen. Bei chronischer Bronchitis, Bronchiektasen und vor allem Asthma bronchiale tritt hier das richtige Schneidegefühl oft erst spät – manchmal überhaupt nicht – ein. Solange über dem Brustbein dumpfer Druck gefühlt wird, sind hier alle Arbeitsgänge kontraindiziert. Man versuche von verschiedenen *Reaktionsstellen* aus die richtige Reaktion in Gang zu bringen:

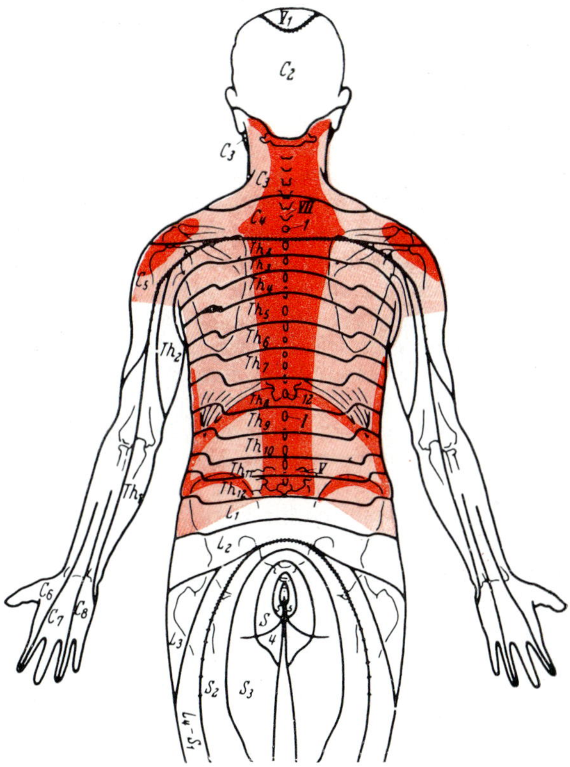

Abb. 54: Asthmazonen

Trigonum lumbale,
Latissimusrand,
Achselhöhle,
Rand des Rectus abdominis,
Fossa infraclavicularis,

Fossa jugularis,
Ursprünge der Sternocleidomastoidei.

Bei Frauen ist immer daran zu denken, daß für die Erzielung der Reaktionen oft das intensive *Anziehen der Reaktionspunkte* im Bereich des Kreuzbeins und Gesäßes wichtig sein kann:

unterer Rand der Menseszone,
lateraler Rand der Fossa ischiorectalis,
dorsale Trochanterseite.

Hier ein Behandlungsbeispiel:

Patientin, 42 Jahre alt, verheiratet, 1 Kind, lag mit akuter Bronchitis in der Klinik und bekam anschließend Asthma bronchiale. Der Gewebstastbefund ergab außer den Bronchialzonen eine sehr deutliche Hypomenorrhoezone. (Die Menstruation war ziemlich regelmäßig, als junges Mädchen gelegentlich bei Reisen u. dgl. verlängerte Intervalle, Blutungsdauer lang.) Die asthmatischen Beschwerden reagierten sofort günstig auf die intensive BgM im Bereich des Kreuzbeins. Nach der Entlassung aus der Klinik kam die Patientin einige Monate hindurch etwa 1 Woche vor der erwarteten Menstruation, weil immer in dieser Zeit die Anfälle wiederkehrten. Als es gelungen war, die prämenstruellen Tage durch die BgM anfallsfrei zu machen, stellte ich die Patientin auf intensive »Hockergymnastik« um, damit sie sich selbst helfen konnte, was gut gelang.

Die Erlernung der regelrechten Atmung ist beim Asthma bronchiale sehr wichtig. Die behandelnde Krankengymnastin kann schon innerhalb der BgM eine Fehlatmung umzustellen versuchen, z. B. eine paradoxe Flankenbewegung usw. Die eigentliche Übung der Atmung, die dem Patienten später wie ein zuverlässiges Medikament zur Verfügung stehen soll, ist nach meiner Erfahrung erst nach 2 bis 4 BgM zweckmäßig, wenn die vegetative Fehlsteuerung gebessert ist. Durch die ersten Behandlungen mit BgM bessert sich die Atmung »von selbst«, die Atembewegungen werden ausgiebiger, die Flanken-Bauchbewegung wird wieder regelrecht, die Atemhilfsmuskeln sind nicht mehr oder nur bei Anstrengungen beteiligt. Schon vor Beginn mit der trainierenden Atembehandlung kann der Kranke lernen, welche Form der Atmung er machen muß, um die Entwicklung eines Asthmaanfalls evtl. zu verhindern. Dazu noch ein Beispiel:

Ein Patient, 54 Jahre alt, bekam häufig am Nachmittag gegen 17 Uhr Asthma. Wir haben 2 Wochen hindurch die BgM jeweils in dieser Zeit durchgeführt mit dem Erfolg, daß der Anfall ausblieb. Wir sind dann dazu übergegangen, die Behandlung eine, später zwei und drei Stunden früher zu machen. Der Patient mußte dann regelmäßig um die »Anfallzeit« 10mal Bauch-Flankenatmung üben und hat dadurch allmählich die vegetative und psychische Fixierung überwunden und ist bis auf gelegentliche Beengungen bei Föhn frei von Anfällen geworden.

Da Asthma häufig zwar nach einer Bronchitis oder auf allergischer Basis (Katzen, Hunde, Bettfedern usw.) entsteht, aber psychisch fixiert wird, ist in den entsprechenden Fällen als einfachste Form der Psychotherapie wiederum das autogene Training nach I. H. SCHULTZ angezeigt:

Ein Patient, 28 Jahre alt, kam wegen asthmoider Beschwerden, die gelegentlich auch als richtiger Anfall auftraten, zu mir zur BgM und Atembehandlung. Die BgZ waren deutlich ausgeprägt, aber die Atembewegungen und der Atemrhythmus noch regelrecht. Ich schlug daher dem Patienten vor, doch zunächst das autogene Training zu erlernen und später noch evtl. zur BgM zu kommen, wenn das noch nötig wäre. Er tat das und wurde in wenigen Wochen vollkommen frei von seinen Atemstörungen, die zwar nach einer langwierigen Bronchitis begonnen hatten, aber doch vorwiegend durch psychische Spannungen fixiert waren. BgM war nicht erforderlich.

Herz

Die BgM kann angezeigt sein

1. bei *Herzbeschwerden* nach Myokarditis, Fokaltoxikose usw.;

2. bei *koronaren Durchblutungsstörungen* mit Herzdruckgefühlen, pektanginösen Beschwerden, Hypertrophie des Herzmuskels, bei Stenose, Insuffizienz und gemischten Erkrankungen der Herzklappen.

Bei diesen Erkrankungen und Störungen sind die BgZ mehr oder weniger deutlich ausgeprägt, während sie bei Herzklappenveränderungen so lange fehlen, wie der Herzmuskel ohne Beschwerden die veränderten physikalischen Bedingungen ausgleichen kann.

Die BgZ liegen auf der linken Seite in C 3–8 und Th 1–9 (Abb. 55).

Folgende Gewebsabschnitte sind besonders erhöht gespannt und reizempfindlich:

1. Rückseite

das Gewebe seitlich am Übergang von Hals/Nacken;

das Gewebe auf dem Schulterblatt dicht unterhalb der Schultergräte nahe der Schulterhöhe;

das Gewebe vom 2. bis 4. Brustwirbeldornfortsatz nach schräg außen unten über das Schulterblatt verlaufend;

das Gewebe über dem Brustkorbrand.

2. Vorderseite

das Gewebe im Bereich der Fossa jugularis, über und zwischen den Ursprüngen des Sternocleidomastoideus und entlang dem linken oberen Schlüsselbeinrand;

das Gewebe unterhalb des Schlüsselbeins über der Fossa infraclavicularis;

das Gewebe in der Medioklavikularlinie über dem großen Brustmuskel sowie über den vorderen Flankenabschnitten;

das Gewebe über dem Brustbein, oft ausschließlich auf der linken Seite, aber auch über dem ganzen Brustbein einschließlich der Rippenansatzstellen;

das Gewebe im Bereich des Brustkorbrandes bis zum Schwertfortsatz.

Folgende Gewebsabschnitte sind bei der BgM besonders reizempfindlich:

1. das Gewebe zwischen dem 2. bis 4. BWD und dem medialen Schulterblattrand;

2. das Gewebe über dem Brustbein, in der Fossa jugularis und der Fossa infraclavicularis sowie über dem großen Brustmuskel in der Medioklavicularlinie.

Wenn über diesen Gewebsabschnitten Arbeitsgänge der BgM ausgeführt werden, können Beschwerden als Herzdruckgefühle und pektanginöse Zustände ausgelöst werden. Diese sind durch langsames Durchziehen des Brustkorbganges in der Regel rasch zu beseitigen.

Die Ursachen von Herzbeschwerden können vielfältig sein, daher ist der Gewebstastbefund vor Beginn der BgM sehr wichtig. Bei älteren Menschen habe ich oft sehr deutlich Leber-Gallenzonen gefunden und durch das besondere Eingehen auf diese innerhalb der BgM Herzbeschwerden mit bestem Erfolg beeinflussen können. Dafür ein Beispiel:

65jähriger Patient, Pykniker, äußerst aktiv in der Industrie tätig, kommt wegen mehrjähriger irritierender Herzbeschwerden zur Behandlung. Bis auf geringe Durchblutungsstörungen des Herzmuskels, die von klinischer Seite als geringfügig und für die Beschwerden belanglos angesehen wurden, kein krankhafter Befund. Blutdruck unauffällig.

Der Gewebstastbefund ergab *deutliche Herzzonen* (der Patient klagte über starke

Druckbefühle auf der linken Brustkorbseite und hatte oft das Gefühl, keine Luft zu bekommen) – *sehr deutliche Leber-Gallenzonen* (es bestanden keine Leberbeschwerden, aber der Bauch war stark gebläht) – *deutliche Armzonen*, die klinisch stumm waren.

Bei der BgM trat über der ganzen rechten Körperseite das Schneidegefühl stark auf, links war es geringer, aber spontan vorhanden. Die Dermographia rubra und elevata war ebenfalls rechts stärker als links und blieb nach den ersten 4 bis 6 Behandlungen viele

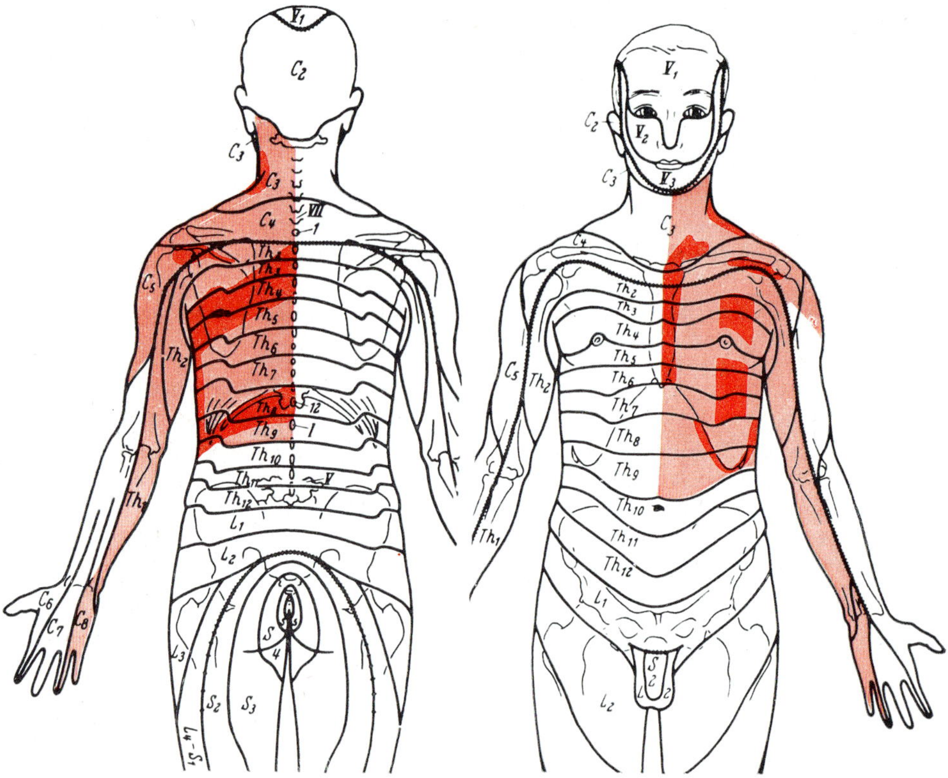

Abb. 55: Herzzonen

Stunden bestehen. Nach der 6. täglich durchgeführten BgM ließen die Herzbeschwerden, die an Föhntagen unerträglich waren, laufend nach. Die BgM wurde weiter zweimal in der Woche mit einer jetzt jeweils anschließenden heißen Rolle über dem rechten Oberbauch durch etwa 4 Monate ausgeführt. Nach 30 Behandlungen traten die Herzbeschwerden nur noch an starken Föhntagen in leichter Form auf.

Der Gewebstastbefund hatte sich verändert; die Leber-Gallenzonen waren wie die Herzzonen nur noch angedeutet vorhanden, dagegen die Armzonen jetzt sehr deutlich und ebenfalls die BgZ am Hals. Der Patient klagte neuerdings häufig über Kopfschmerzen und nächtliche Paraesthesien der Hände und Arme.

Eine Untersuchung der Tonsillen und Zahnwurzeln bestätigte den Verdacht auf eine Fokaltoxikose. Der Patient ließ sich die Mandeln und 2 Zähne entfernen. Nach weiteren 20 BgM war der Patient beschwerdefrei. In den letzten Behandlungen wurde in gezielter Weise das Gewebe im Bereich des Halses und Gesichts mit BgM behandelt.

Leber-Gallensystem und Gallenblase

Die BgM kann bei Störungen und Beschwerden nach Entzündungen sowie bei funktionellen Störungen aller Art angezeigt sein. Diese treten als Druckgefühle über dem rechten Oberbauch, rasches Völlegefühl beim Essen, Beengung des Oberbauches durch den Hosen- oder Rockbund usw. auf und sind häufig verbunden mit rheumatischen Beschwerden im rechten Schultergelenk sowie zwischen dem rechten Schulterblatt und der Wirbelsäule.

Die BgZ liegen auf der rechten Seite in C 3–6 und Th 4–10 (Abb. 56).

Folgende Gewebsabschnitte sind besonders erhöht gespannt und reizempfindlich:

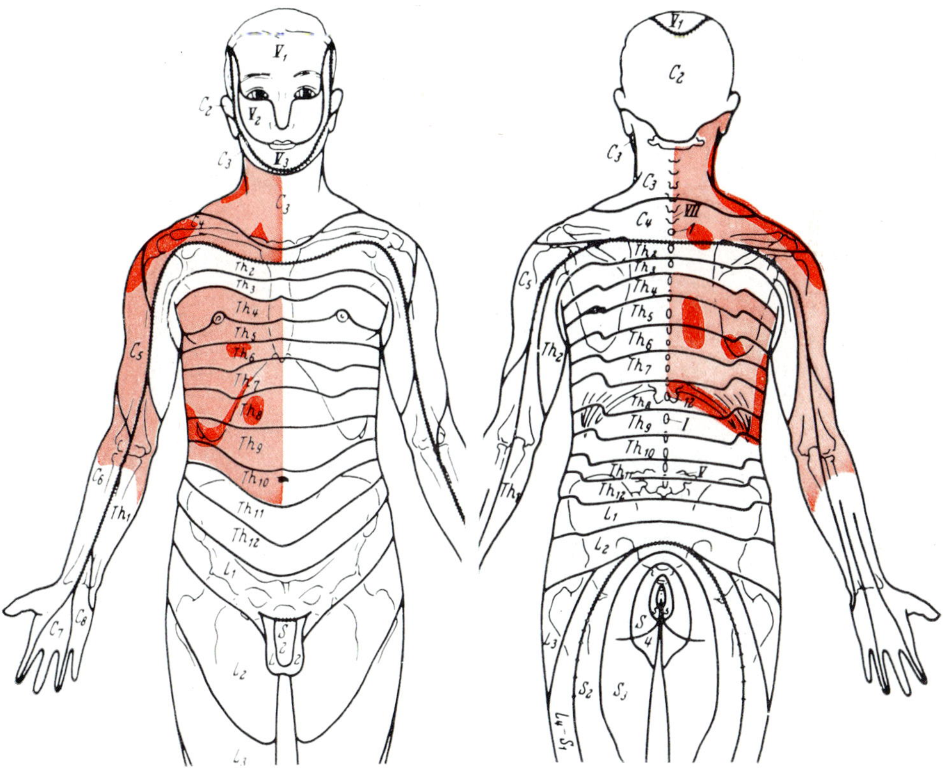

Abb. 56: Leber-Gallenzonen

1. Rückseite

das Gewebe zwischen dem rechten Schulterblatt und der Wirbelsäule in Th 4–6;

das Gewebe im Bereich des unteren Schulterblattwinkels;

das Gewebe im Bereich des Brustkorbrandes, besonders paravertebral und im Bereich der Brustkorbseite;

das Gewebe zwischen dem inneren oberen Schulterblattwinkel und der Wirbelsäule in Th 1–2;

das Gewebe am Übergang von Hals und Nacken, oft über die ganze Schulter ausgedehnt.

2. **Vorderseite**

das Gewebe im Hals-Schulterbereich in wechselnder Ausdehnung in C 3–6;

das Gewebe über dem vorderen Flankenabschnitt in der Medioklavicularlinie in Th 6;

das Gewebe auf dem oberen Rektusabschnitt in Th 8, bei Gallenblasenerkrankungen in Th 9.

Magen

Die BgM kann nach entzündlichen Erkrankungen sowie bei chronischen Beschwerden mit geringfügigem klinischem Hintergrund sowie auf funktioneller Grundlage angezeigt sein. Hierher gehören auch die im Frühjahr und Herbst wiederkehrenden Beschwerden bei Magengeschwüren.

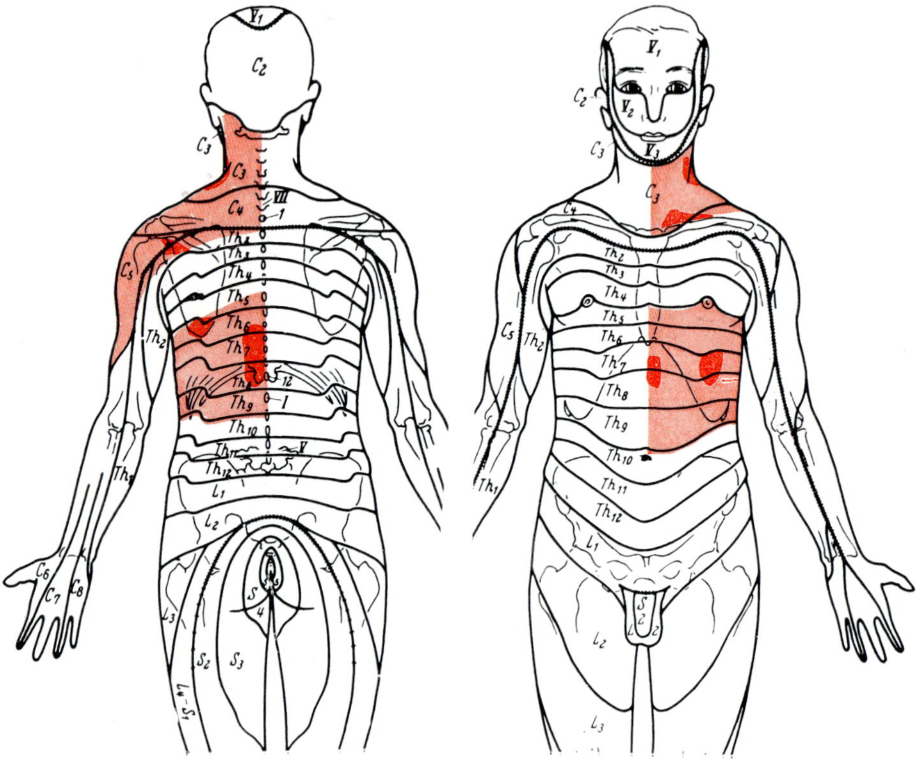

Abb. 57: Magenzonen

Die BgZ liegen auf der linken Seite in C 3–8 und Th 5–9 (Abb. 57).

Folgende Gewebsabschnitte sind besonders erhöht gespannt und reizempfindlich:

1. **Rückseite**

das Gewebe paravertebral in Th 7–8;

das Gewebe über dem unteren Schulterblattwinkel in Th 5;

das Gewebe auf dem Schulterblatt lateral unterhalb der Schultergräte;

das Gewebe seitlich am Übergang von Hals/Nacken.

2. Vorderseite

das Gewebe in der Medioklavicularlinie in Th 7–8;

das Gewebe über dem linken Rektusabschnitt in Th 7–8 (etwa 2 cm breit und 3 bis 4 cm lang);

das Gewebe in dem Winkel zwischen Sternocleidomastoideus und Schlüsselbein.

Pankreas

Die BgM kann nach entzündlicher Erkrankung sowie bei funktionellen Störungen, die in der Regel als allgemeine Magen-Darmbeschwerden in Erscheinung treten, angezeigt sein.

Ich habe einige Patienten mit ausgeprägten Pankreasbeschwerden nach Entzündungen behandelt und die BgZ im Bereich der vorderen unteren Brustwand besonders deutlich ausgeprägt gefunden. Bei der BgM bin ich im Rahmen der Gesamtbehandlung von Anfang an auf diese vorderen Gewebsabschnitte eingegangen; der Behandlungserfolg war sehr gut.

Die BgZ liegen auf der linken Seite in C 4–5 sowie über dem unteren Brustkorbabschnitt in Th 7–9 (Abb. 58).

Folgende Gewebsabschnitte sind besonders erhöht gespannt und reizempfindlich:

1. Rückseite

das paravertebrale Gewebe in Th 7–9;

das Gewebe seitlich am Übergang von Hals/Nacken.

2. Vorderseite

das Gewebe über der vorderen Flanke (Th 8) sowie im Verlauf des Rippenbogens;

das Gewebe in dem Winkel zwischen Sternocleidomastoideus und Schlüsselbein.

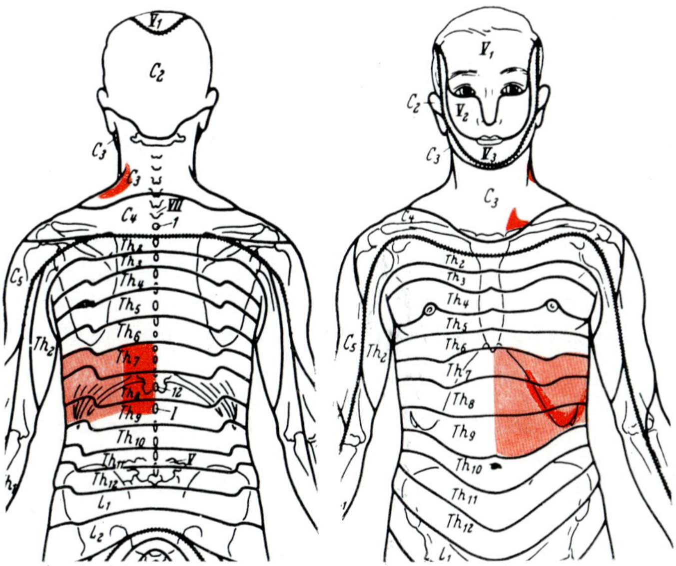

Abb. 58: Pankreaszonen

Bei den meisten zur BgM kommenden Fällen wird eine isolierte Spannungserhöhung der BgZ der Bauchspeicheldrüse nicht festzustellen sein, da die Störungen und Beschwerden in der Regel in Verbindung mit Magen-Darmbeschwerden bzw. Leber-Gallenstörungen auftreten.

Darm

Die BgM kommt nach entzündlichen Erkrankungen sowie bei chronischen Störungen und Beschwerden mit geringfügigem klinischem Hintergrund sowie auf funktioneller Grundlage in Betracht (Abb. 59).

Die BgZ liegen für den *Zwölffingerdarm* auf der rechten Seite in Th 6–10.

Folgende Gewebsabschnitte sind besonders erhöht gespannt und reizempfindlich:

1. Rückseite

das Gewebe paravertebral in Th 6–10.

2. Vorderseite

das Gewebe auf dem rechten oberen Rektusabschnitt in Th 8–9 (etwa 2 cm breit und 4 cm lang).

Die BgZ für den *Dünndarm* (Jejunum und Ileum) liegen rechts und links in Th 9–12 und L 1–5, die BgZ für den *Dickdarm* in Th 12, L 1–5 und S 1–2.

Innerhalb der BgZ sind folgende Gewebsabschnitte besonders erhöht gespannt und reizempfindlich:

1. Rückseite

das Gewebe paravertebral links und rechts in L 3–4 bei Darmstörungen, die mit Durchfall verbunden sind;

das Gewebe links und rechts von dem mittleren Drittel des Kreuzbeins zur dorsalen Seite der Trochanteren verlaufend bei Verstopfung.

2. Vorderseite

das Gewebe etwas rechts und unterhalb des Nabels in T 10–11 bei allgemeinen Dünndarmstörungen;

das Gewebe über dem rechten Unterbauch in Th 12–L 1 bei Störungen im Endbereich des Ileum, des Blinddarms und Wurmfortsatzes und des aufsteigenden Dickdarmastes;

das Gewebe über dem linken Unterbauch in L 1–2 bei Störungen des absteigenden Dickdarmastes;

das Gewebe an der Innenseite der Oberschenkel im proximalen Bereich bei Verstopfung.

Bei Erkrankungen und Beschwerden der einzelnen Bauchorgane sind die Funktionen aller Bauchorgane immer mehr oder weniger in Mitleidenschaft gezogen:

bei *Magenstörungen* ist die Verdauung im Zwölffingerdarm, im Dünn- und Dickdarm gestört;

bei einer entzündlichen *Lebererkrankung*, funktionellen Leberstörungen und bei Störungen der *Gallenblase* bestehen häufig Magenbeschwerden und Störungen des Dünn- und Dickdarms;

bei Erkrankungen und Störungen der *Bauchspeicheldrüse* bestehen häufig Magen- und Darmbeschwerden;

bei *Dickdarmerkrankungen* und Beschwerden reagieren die übrigen Bauchorgane ebenfalls mehr oder weniger mit, nur die *spastische Verstopfung* bleibt in ihrer Auswirkung häufig auf den Dickdarm beschränkt.

Die BgZ sind daher nur bei klinisch Kranken in den den jeweiligen Organen zugeordneten Gewebsabschnitten in besonderer Weise ausgeprägt. Nach Abklingen des akuten Krankheitsbildes werden jedoch die BgZ der gesamten Bauchorgane immer mehr oder weniger erhöht gespannt gefunden.

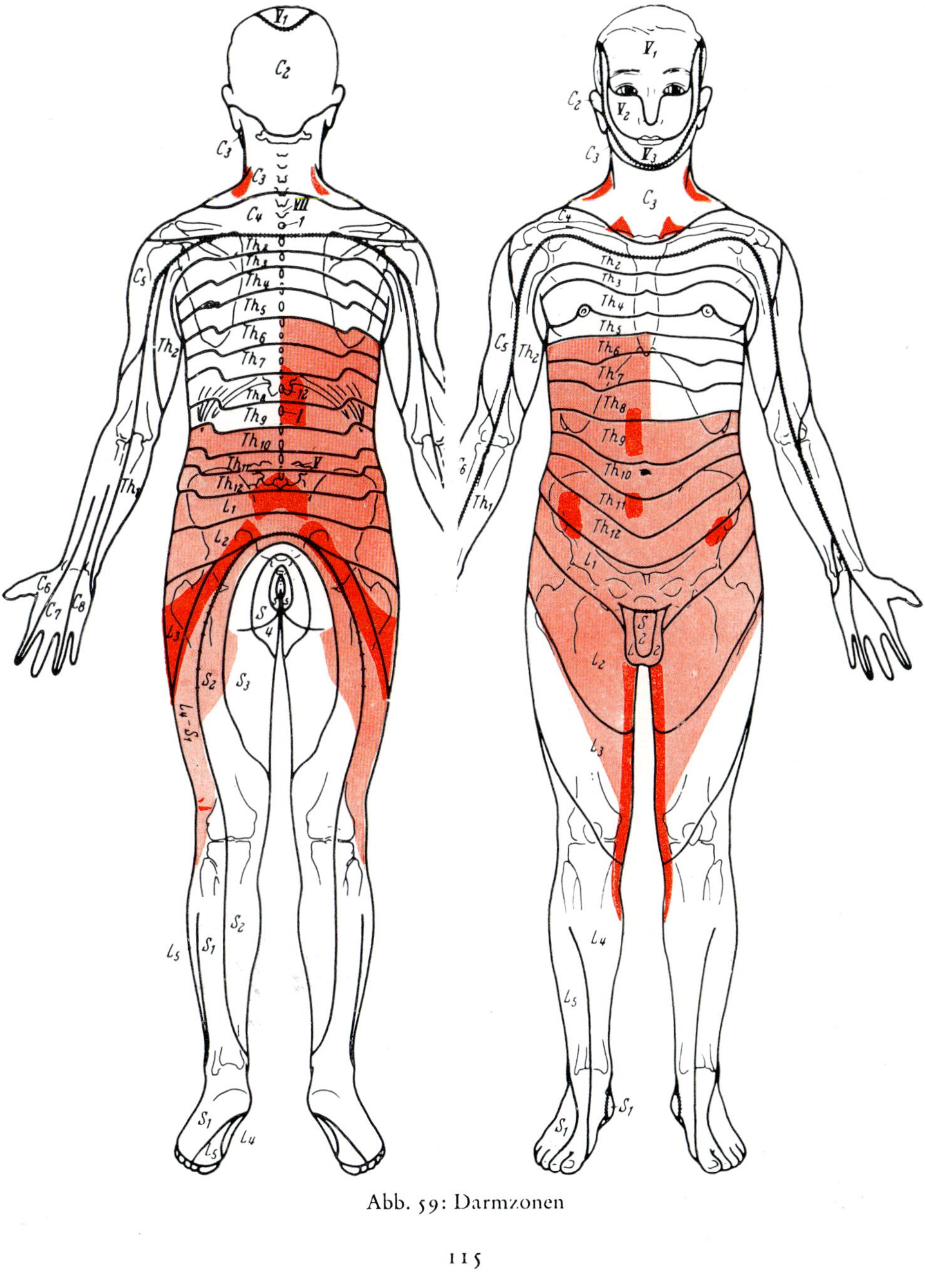

Abb. 59: Darmzonen

Nieren-Blasensystem

Die BgM kann nach entzündlichen Nieren- und Nierenbeckenerkrankungen, nach abgegangenen Nierensteinen sowie nach Blasenentzündungen, bei reizempfindlicher Blase und Blasenschwäche sowie beim Bettnässen in Betracht kommen.

Die BgZ für *Niere, Nierenbecken* und *Ureter* (Abb. 60) liegen in Th 8–12 und L 1–3, bei einseitiger Erkrankung jeweils auf der erkrankten Seite. Folgende Gewebsabschnitte sind besonders erhöht gespannt:

1. Rückseite

das Gewebe paravertebral in Th 8–12 und L 1–2;

das Gewebe am medialen Schulterblattrand in Th 2–3 und am Übergang von Hals/Nacken auf der Seite der Erkrankung.

2. Vorderseite

das Gewebe im Bereich des Beckenkamms, zur Leiste ziehend;

das Gewebe im Bereich der unteren Flankenabschnitte.

Bei der BgM besteht eine Wechselbeziehung des Gewebes zwischen dem medialen Schulterblatt und der Wirbelsäule in Th 2–3 und den paravertebralen Gewebsabschnitten im unteren Rückenbereich.

Wenn Nierensteine vorhanden sind, besteht eine erhöhte Spannung paravertebral in Th 8–12. Diese bleibt auch nach Abgang der Nierensteine lange Zeit bestehen und bezieht sich auch auf die langen Rückenstrecker, die als dicker Wulst hervortreten. Ich habe einige Patienten monatelang nach abgegangenen Nierensteinen beobachtet. Obwohl sie klinisch gesund und beschwerdefrei waren, bestanden die BgZ und die Muskelzonen weiterhin sehr deutlich.

Die BgZ für die *Harnblase* (Abb. 60) liegen in Th 11–12, L 1–5 und S 1–3 beidseitig.

Folgende Gewebsabschnitte sind besonders erhöht gespannt und reizempfindlich:

1. Rückseite

das Gewebe auf dem Kreuzbeinende in S 2–3;

das Gewebe auf der Außenseite der Oberschenkel im Bereich des Tractus iliotibialis;

das Gewebe im Bereich der Kniekehlen;

2. Vorderseite

das Gewebe über der Symphyse und den Schambeinkämmen in L 1;

zwei Gewebsabschnitte auf den Oberschenkeln (in der Regel auf einer Seite stärker ausgeprägt), und zwar
handbreit unterhalb der Leiste in L 2–3 und
handbreit oberhalb der Kniescheibe in L 3–4.

Nach Nierenbecken- und Blasenerkrankungen bestehen oft lange Zeit hartnäckige Kreuzbeschwerden, die durch eine schmerzhafte Steifigkeit morgens das Aufstehen erschweren. Oft verschwinden die Beschwerden nach 5 bis 10 Minuten Aufsein, oft erst im Laufe des Vormittags, gelegentlich bleiben sie auch den ganzen Tag über bestehen. Sehr häufig sind Klagen über kalte Füße, die abends im Bett absolut nicht warm, ja gelegentlich »kalt bis zum Knie« werden. Auch dumpfe Kopfschmerzen werden angegeben, die auf keine der üblichen Kopfwehtabletten nachlassen. Die beiden Gewebsabschnitte auf den Oberschenkeln und das Gewebe im Bereich des Tractus iliotibialis können rheumatische Beschwerden machen (siehe S. 98). Die

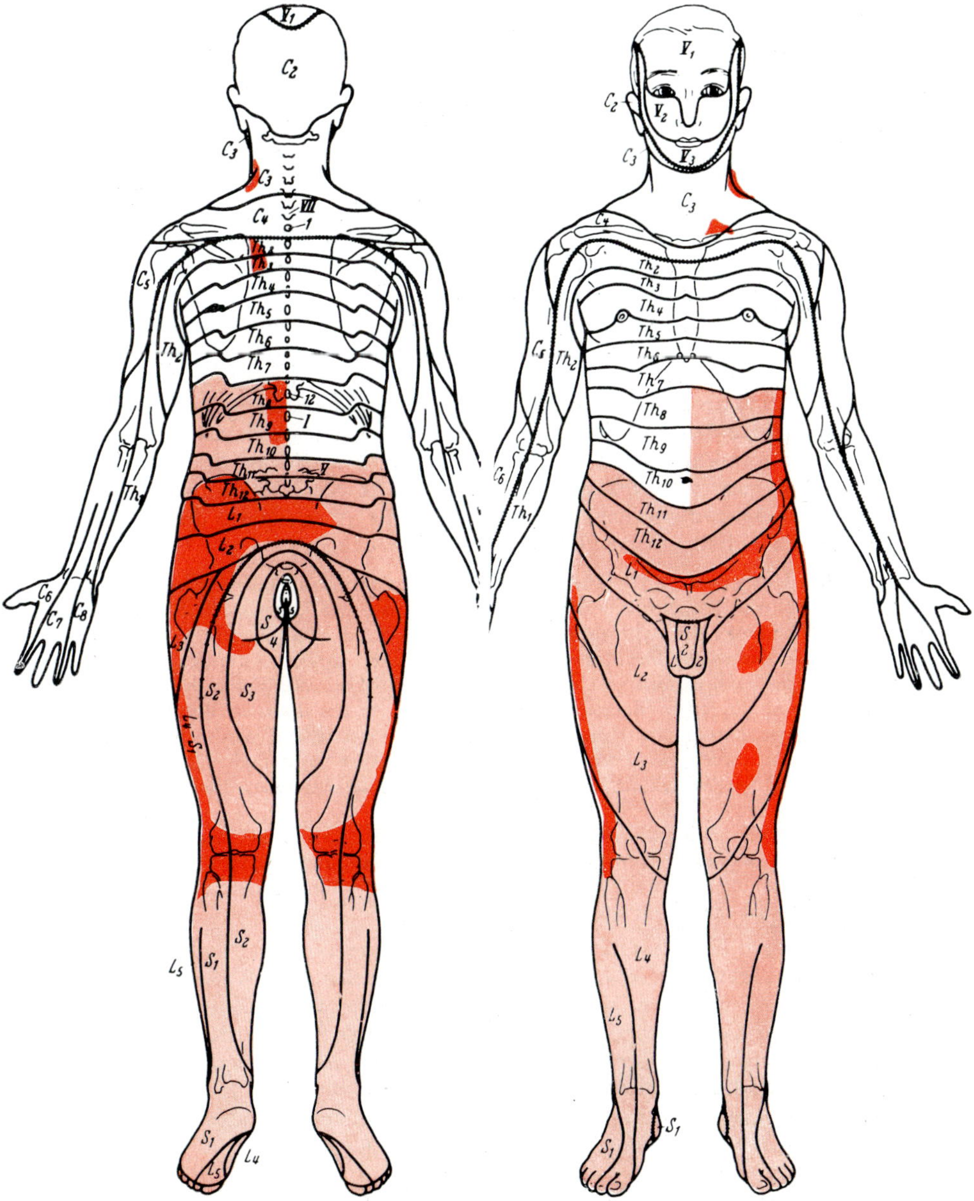

Abb. 60: Nieren-Blasenzonen.
Nierenzonen links – Blasenzonen rechts

Patienten müssen diese Gewebsstellen immer wieder kräftig reiben und drücken. Die BgM ist bei diesen Störungen meistens besonders erfolgreich:

Im Sitzen wird eine allgemeine BgM mit intensivem Eingehen auf das Gewebe auf dem Kreuzbein ausgeführt; dann folgt die BgM im Bereich von Hüfte und Gesäß aus Seitenlage und des Oberschenkels aus Rückenlage. Bei chronischer Reizempfindlichkeit der Blase tritt das Schneidegefühl am dorsalen Rand des Tractus iliotibialis häufig nicht in der richtigen Weise auf und ist durch kleine Arbeitsgänge am Beckenkamm und im dorsalen Trochanterbereich auszulösen, im Bereich des Tractus iliotibialis ist in diesen Fällen zunächst Faszientechnik notwendig. Bleiben die rheumatoiden Beschwerden auf dem Oberschenkel bestehen, so werden die fraglichen Gewebsabschnitte u. U. direkt bearbeitet.

Über die Zahl der Behandlungen bis zu einem Erfolg ist schwer etwas auszusagen: weniger als 6 Behandlungen sind in keinem Fall angezeigt, in der Regel werden 6–12–20 Behandlungen notwendig sein.

Beim *Bettnässen* der Kinder kann die BgM erfolgreich angewandt werden, *wenn Blasenzonen vorhanden sind.* Je nach dem Alter der Kinder kommt die Haut- oder die Unterhauttechnik in Betracht. Auch bei sehr hoher Spannung der BgZ darf das Schneidegefühl nicht zu stark ausgelöst werden, da die kleinen Patienten sonst Angst vor der Behandlung haben und während der Arbeitsgänge die Muskulatur verkrampfen. Der Behandler muß also *sehr langsam* arbeiten.

Bei kleinen Kindern wird die Hauttechnik aus Bauchlage ausgeführt (Kissen unter den Bauch); bei größeren Kindern bewährt sich für die Haut- und Unterhauttechnik besser die Seitenlage. Es kommen alle Arbeitsgänge im Bereich des Kreuzbeins, der Hüften, der Beckenkämme und der lateralen Rumpfabschnitte, evtl. auch das direkte Anziehen des Gewebes zwischen den medialen Schulterblatträndern und der Wirbelsäule sowie des Gewebes im Bereich der Trochanteren in Betracht, in Rückenlage wird am dorsalen Rand des Tractus iliotibialis und im Bereich der Kniekehlen gearbeitet. Anschließend wird sehr sorgfältig – evtl. durch kleine Arbeitsgänge vorbereitet – der Brustkorb- und Beckengang ausgeführt, bei sehr erhöhter Spannung sind kleine Arbeitsgänge an den lateralen Rändern des Rectus abdominis angezeigt.

Nach drei bis vier Behandlungen tritt in der Regel der Erfolg ein, der nach 12 bis 15 Behandlungen – meistens von einigen »Zwischenfällen« unterbrochen – gesichert ist. Bleibt der Erfolg aus, so ist die psychische Komponente wahrscheinlich überwiegend und eine entsprechende Behandlung angezeigt.

Blasenstörungen bei Prostatavergrößerungen reagieren oft gut auf die durch die BgM bewirkte vegetative Umstimmung. Das gilt in besonderer Weise für Beschwerden nach einer medikamentösen oder operativen Prostatabehandlung. Bei diesen Störungen geben die Patienten gelegentlich rheumatoide Beschwerden in einem Bein an, und zwar auf dem Oberschenkel im Bereich der erhöht gespannten Gewebsabschnitte unterhalb der Leiste und oberhalb des Knies sowie am Tractus iliotibialis, die auf eine intensive BgM in der Regel nachlassen und verschwinden.

Weibliche Unterleibsorgane

Die BgM kann in Betracht kommen bei *Störungen und Beschwerden der Menstruation* (Dysmenorrhoe, Hypomenorrhoe, sekundäre Amenorrhoe), *nach entzündlichen Erkrankungen* der Eierstöcke und Tuben usw., *Störungen und Beschwerden in der Schwangerschaft und nach Entbindungen* sowie bei *klimakterischen Beschwerden.*

Die BgZ liegen in Th 11–12, L 1–5 und S 1–5 (Abb. 61). Im Klimakterium sind in der Regel ausgedehnte BgZ vorhanden entsprechend den vielfältigen Störungen und Beschwerden.

Folgende Gewebsabschnitte sind besonders erhöht gespannt und reizempfindlich:

1. Rückseite

das Gewebe über dem oberen Kreuzbeinabschnitt, an den Rändern des Kreuzbeins sowie über den Iliosakralgelenken und den Darmbeinkämmen;

das Gewebe im Bereich des Trochanter major beiderseits;

das Gewebe über der Gesäßfalte sowie am dorsalen Rand des Glutaeus maximus und der Fossa ischiorectalis;

das Gewebe im Bereich des Tractus iliotibialis.

2. Vorderseite

das Gewebe am Unterbauch oberhalb der Schambeinkämme;

das Gewebe unterhalb der Leisten im medialen Oberschenkelbereich;

das Gewebe am medialen Rand des Sartorius.

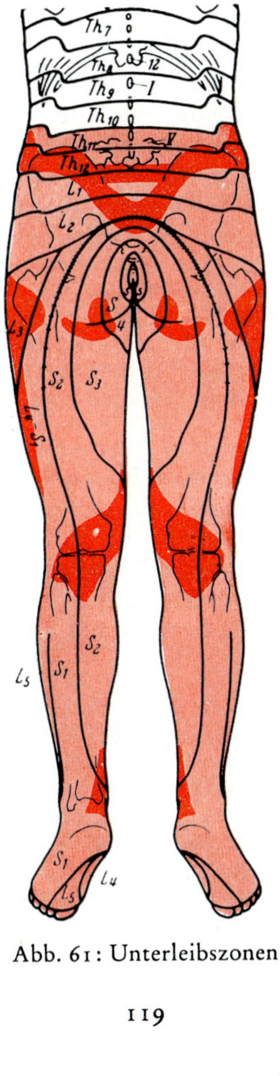

Abb. 61: Unterleibszonen

Häufig sind außerdem sämtliche Beinzonen in der Peripherie ebenfalls erhöht gespannt (siehe Abb. 51, rechte Seite).

Bei *Dysmenorrhoe* werden wenige Tage vor der Menstruation und in den ersten Tagen der Blutung oft schwere Kreuzschmerzen angegeben, auch besteht häufig gleichzeitig eine *spastische Verstopfung*. Die entsprechenden BgZ sind in diesen Fällen in der Regel sehr deutlich.

Die BgM wird zunächst im Sitzen im Bereich des Kreuzbeins, der Sakroiliakalgelenke und Beckenkämme sowie über den lateralen Rumpfabschnitten ausgeführt, anschließend aus Seitenlage im dorsalen Trochanterbereich und aus Rückenlage am dorsalen Rand des Tractus iliotibialis. Sehr wichtig sind die langen Brustkorb- und Beckengänge, die in den meisten Fällen durch kleine Arbeitsgänge vorbereitet werden müssen. Wenn die Leber-Gallenzonen ebenfalls deutlich ausgeprägt sind, so bewährt sich jeweils abschließend die heiße Rolle über dem rechten Oberbauch; bei sehr starken Kreuzschmerzen kann diese auch anschließend an die BgM auf dem Kreuzbein ausgeführt werden.

Mit der BgM wird am besten 14 Tage vor der erwarteten Menstruation begonnen und die Behandlung in der ersten Woche dreimal, in der Woche vor der Periode jeden Tag ausgeführt. Oft tritt die Blutung dann zur Überraschung der Patientin schmerzlos ein. Die BgM wird in den ersten 2 Wochen nach der Blutung 1–2mal in der Woche und dann wieder in der beschriebenen Weise ausgeführt. Wenn die Spannung in den BgZ nachläßt, wird die Behandlung auf bestimmte Formen der »Hockergymnastik« umgestellt, die die Patientin selbständig auszuführen lernt und dadurch unabhängig von der Krankengymnastin wird.

Bei *Hypomenorrhoe und sekundärer Amenorrhoe* ist die Spannung in den BgZ meistens weniger stark, aber die Reliefarmut über dem Kreuzbein und den Sakroiliakalgelenken sehr deutlich ausgeprägt. Hierbei bewährt sich das *gezielte Anziehen folgender Reaktionspunkte* (Abb. 62):

1. *Trigonum lumbale* beiderseits;
2. *unterer Rand der Menseszone* über der Mitte des Kreuzbeins;
3. *hinterer Rand des Trochanter major (in* Höhe der Gesäßfalte) beiderseits;
4. *Wölbung des Gesäßes* (am Rand der Fossa ischiorectalis beiderseits).

Das Anziehen der Punkte erfolgt in *Bauchlage* (Kissen unter dem Bauch), und zwar nacheinander an allen genannten Punkten im ganzen 3–4mal. Es tritt bei jedem Punkt, wenn er richtig gelingt, ein sehr scharfes Schneidegefühl auf. Nach dem Ansetzen des Fingers wird die Patientin jeweils darauf vorbereitet. Der therapeutische Zug über dem Kreuzbein löst häufig im Unterbauch das Gefühl aus, als ob im nächsten Augenblick die Periode eintreten würde. Die Behandlung ist mit dem Anziehen der Punkte beendet, die Becken- und Brustkorbgänge werden nicht ausgeführt.

Wenn die letzte Menstruation schon mehrere Wochen zurückliegt, kann nach einigen täglich hintereinander ausgeführten Behandlungen der Reaktionspunkte in günstigen Fällen die Menstruation eintreten. Ist das nicht der Fall, so werden 2 bis 4 BgM wie bei der spastischen Dysmenorrhoe (2–3mal in der Woche) eingeschaltet und dann wiederum 2 bis 3 Behandlungen mit dem gezielten Anziehen der Reaktionspunkte ausgeführt. Bei deutlich ausgeprägten Leber-Gallenzonen – was bei sekundärer Amenorrhoe häufig der Fall ist – bewährt sich wiederum die heiße Rolle nach allen Formen der BgM.

Wenn die Menstruation eingetreten ist, wird am 14., 15. und 16. Tag (vom 1. Blutungstag ab gerechnet) je eine BgM mit dem gezielten Anziehen der Reaktionspunkte ausgeführt und ohne weitere Behandlung abgewartet, ob die Blutung regelrecht eintritt. Das ist häufig der Fall, wenn die sekundäre Amenorrhoe noch nicht lange besteht. Verzögert sich die Blutung, so wird wieder die allgemeine BgM wie bei der spastischen Dysmenorrhoe ausgeführt.

Die günstige Wirkung des gezielten Anziehens der genannten Reaktionspunkte entspricht der schon früher gemachten Erfahrung bei der Übungsbehandlung: Die schnellkräftige Arbeit des Iliopsoas aus Rückenlage hat die besten Ergebnisse bei sekundärer Amenorrhoe, wenn sie in 5 bis 7 Minuten geleistet werden kann und jede trainierende Einwirkung entfällt (siehe »Krankengymnastik in der Frauenheilkunde« von GÜNTHER/KOHLRAUSCH/TEIRICH-LEUBE).

Nach *entzündlichen Erkrankungen der Eierstöcke und Tuben* bestehen auf der jeweiligen Seite oft sehr deutliche BgZ. Die Frauen klagen über schwere dumpfe

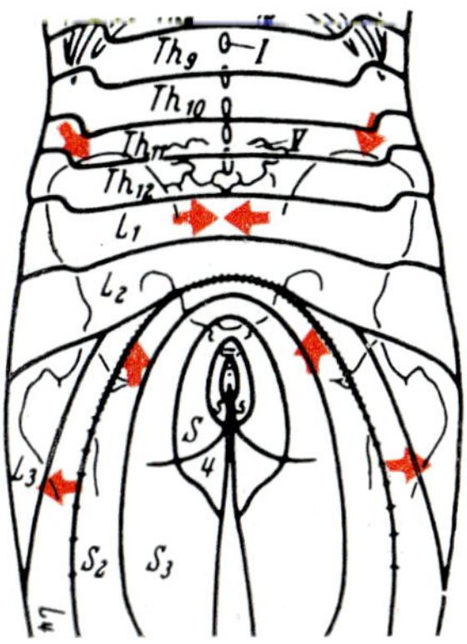

Abb. 62: Reaktionspunkte der Unterleibsorgane

Kreuzschmerzen. In diesen Fällen kann eine allgemeine BgM von ausgezeichneter und rascher Wirkung sein, die Beschwerden sind oft schon nach 4 bis 6 Behandlungen weitgehend verschwunden.

Nach *Unterleibsoperationen* treten oft *Beinstörungen* auf: Die Fußgelenke sind wochenlang nach der Operation geschwollen, die Fußsohlen fühlen sich, wie die Frauen schildern, »wie Watte« an, die Beine sind müde und schwer. Durch einige BgM im Sitzen und aus Seitenlage und der Oberschenkel aus Rückenlage kann das gestörte vegetative Gleichgewicht wieder hergestellt und die Beinstörung zum Verschwinden gebracht werden. Kreuz-Rückenschmerzen bleiben oft längere Zeit bestehen und benötigen eine größere Zahl von BgM.

Gegen Ende der Schwangerschaft klagen die Frauen oft darüber, daß sie am Abend wegen der im Liegen auftretenden *Unruhe der Beine* nicht zum Schlafen kommen. Sie müssen die Beine dauernd bewegen. Es handelt sich hier auch um *nervös-reflektorische Zusammenhänge mit den Unterleibsorganen.* Durch eine intensive BgM an den Rändern des Kreuzbeins und im dorsalen Trochanterbereich (aus Seitenlage) habe ich in vielen Fällen in 2 bis 3 Behandlungen die Störungen völlig zum Verschwinden bringen können. Auch eine *Ischialgie* während der Schwangerschaft kann durch die BgM günstig beeinflußt werden. Sie wird aus Seitenlage im Bereich des Kreuzbeins, der Sakroiliakalgelenke und Beckenkämme und aus Rückenlage am dorsalen Rand des Tractus iliotibialis im proximalen Abschnitt ausgeführt.

(Schmeidigendes Durchbewegen der kleinen Hüftmuskeln durch Rollungen der Beine in Rückenlage bewährt sich abschließend und als häufige Übung der Patientin.)

Die Frage, ob nicht durch die BgM eine Störung der Schwangerschaft als Abort, Fehl- oder Frühgeburt ausgelöst werden könnte, muß verneint werden. Die BgM normalisiert gestörte vegetative Reaktionen und ist daher auch während einer Schwangerschaft bei den genannten Störungen therapeutisch anzuwenden.

Während der Geburt selbst kann die BgM u. U. mit Erfolg eingesetzt werden, und zwar bei verzögertem Fortschreiten der *Eröffnungsperiode.* Es werden Arbeitsgänge an den Kreuzbeinrändern sowie am unteren Rand der Menseszone ausgeführt.

Bei *Stillschwierigkeiten* kann die BgM von erfreulicher Wirkung sein. Diese treten oft in den ersten Tagen nach der Rückkehr nach Hause auf, weil die Forderungen der Umwelt für die Frau u. U. noch zu belastend sind. Hierfür ein Beispiel:

Eine Mutter kommt 3 Wochen nach der Geburt ihres 2. Kindes zur Behandlung wegen einer starken Beckenbodenschwäche und Rektusdiastase. Während der funktionellen Beurteilung erzählt sie, daß seit einer Woche die Milch so zurückgegangen sei, daß sie das Kind absetzen müßte. Ich schlug an Stelle der geplanten Übungsbehandlung einige Behandlungen mit BgM vor, und schon am nächsten Tag berichtete die Frau überglücklich, daß 2 Stunden nach der Behandlung die Milch so reichlich gekommen sei, daß sie ihr Kind wieder voll gestillt habe. Ohne nochmalige Schwierigkeiten konnte das Kind 3 Monate weiter gestillt werden.

Im Rahmen der allgemeinen BgM im Sitzen wurde besonders intensiv über den seitlichen Brustkorbabschnitten, in den Achselhöhlen sowie über den Schulterblättern gearbeitet. Da die Spannung der BgZ nicht sehr erhöht war, konnten von Anfang an breitere Arbeitsgänge über dem Brustkorb bis zum unteren Winkel des Schulterblatts ausgeführt und medial am inneren Schulterblattrand bis zum oberen Winkel gezogen werden. Aus Rückenlage wurden die Brustkorb- und Beckengänge langsam fortlaufend gezogen sowie an den lateralen Rektusrändern die Faszientechnik ausgeführt.

Die vielfältigen Beschwerden und Störungen im *Klimakterium* reagieren auf die BgM oft ausgezeichnet. Das gilt besonders für *Kreuzschmerzen,* die in der 2. Nachthälfte und gegen Morgen auftreten und das Aufstehen schwer machen, *gestaute Beine, Verdauungsstörungen, Herzbeschwerden, Kopfschmerzen und Schlafstörungen sowie Paraesthesien der Arme und Beine.* Gelegentlich habe ich auch eine günstige Wirkung auf die »Hitzewallungen« bei der BgM gesehen, oft wurden diese aber durch die BgM auch stärker und häufiger, so daß bei diesen Störungen die BgM als alleinige Therapie nicht angezeigt ist. Sehr günstig werden die *depressiven Verstimmungszustände,* unter denen viele Frauen vor und während des Klimakteriums leiden, beeinflußt. Wenn in solchen Fällen die Leber-Gallenzonen deutlich ausgeprägt sind, bewährt sich im Anschluß an die BgM die heiße Rolle über dem rechten Oberbauch durch ihre stoffwechselanregende Wirkung der Leber.

Literaturverzeichnis

BENNINGHOFF, A.: Lehrbuch der Anatomie des Menschen. Verlag Lehmann, München, 1944 und 1954.

BLOCK, W.: Reflexzonen und vegetatives Nervensystem. Ztschr. Krankengymnastik, 1950, H. 8, Verl. Pflaum, München.

– Die Durchblutungsstörungen der Gliedmaßen. Verl. de Gruyter, Berlin, 1951.

BUYTENDIJK, F. J.: Über den Schmerz. Bern, 1948.

CLARA, M.: Entwicklungsgeschichte des Menschen. Quelle & Meyer, Heidelberg, 1965.

– Das Nervensystem des Menschen. Barth, Leipzig, 1953, 2. Aufl.

CORNELIUS, A.: Nervenpunkte, ihre Entstehung, Bedeutung und Behandlung mittels Nervenmassage. Thieme, Leipzig, 1909, 2. Aufl. bei Haug, Ulm a. D.

– Die Nervenpunktlehre. Thieme, Leipzig, 1909.

– Die Nervenpunktlehre. 2. Band (Neurologie und Nervenpunktlehre), Thieme, Leipzig, 1913.

DALICHO, A. W. u. GLÄSER, O.: Zur Massage reflektorischer Zonen – »Segmentmassage«. In »Die Heilberufe«, 1949, 1. Jahrg., Heft 5.

DICKE, E., H. SCHLIACK, A. WOLFF: Bindegewebsmassage. 5. Aufl., Hippokrates-Verlag Stuttgart, 1968.

DITTMAR, FR.: Die Untersuchung der reflektorischen und algetischen Krankheitszeichen. Karl F. Haug-Verlag, Ulm a. D., 1949.

EBNER, M.: Connective Tissue Massage, Theory and Therapeutic Application. E. & S. Livingstone LTD. Edinburgh and London 1962.

GLÄSER, O. – A. W. DALICHO: Segmentmassage. Verl. Georg Thieme, Leipzig, 1955, 60, 62.

GROSS, D.: Herd und vegetatives Nervensystem. In »Herderkrankungen«. Karl Hanser-Verlag, München, 1927.

– Der neurale Faktor im Herdgeschehen. D. M. W. 1954/50.

– Bindegewebsmassage, eine Therapie über das Nervensystem. Ztschr. Krankengymnastik 1969, H. 9, Verl. Pflaum, München.

GROSS-NONNENBRUCH: Die vasale Ordnung im vegetativen Nervensystem als Grundlage für die Neuraltherapie. Med. Klinik, 1952/47.

GÜNTHER, H., W. KOHLRAUSCH, H. TEIRICH-LEUBE: Krankengymnastik in der Frauenheilkunde. In »Praxis der Krankengymnastik« Bd. I, 1968.

HAASE, H.: Einführung in die Bindegewebsmassage unter besonderer Berücksichtigung der Unterhaut- und Faszientechnik. Institut für Weiterbildung mittlerer medizinischer Fachkräfte, Potsdam 1963.

HANSEN, K., H. SCHLIACK: Segmentale Innervation und ihre Bedeutung für Klinik und Praxis, zugleich 2. Aufl. von Reflektorische und algetische Krankheitszeichen der inneren Organe von HANSEN, K., und v. STAA, H. G. Verl. Georg Thieme, Stuttgart, 1962.

HARFF, J.: Zum Problem der sogen. Bindegewebsmassage. Ztschr. f. Orthopädie, 1951, Beil. Heft Bd. 80.

– Zur Wirkungsweise der sogen. Bindegewebsmassage. Ztschr. Krankengymnastik, 1951, Heft 8. Verl. Pflaum, München.

– Über tastbare Veränderungen – »Bindegewebsbefunde« – im Unterhautgewebe bei orthopädischen Erkrankungen. Ztschr. f. Orthopädie u. ihre Grenzgebiete, 86. Bd., I. H. 1955, Verl. Enke, Stuttgart.

Hartmann, F.: Funktionelle nervöse Störungen innerer Organe bei gelöser Erkrankung der Körperdecke. Wien. Klin. Wochenschr., 1927, 12: 377; 1928.
– Massage bei funktionell nervösen Störungen innerer Organe infolge Erkrankung der Körperdecke. Verhandlungen der deutschen Gesellschaft für innere Medizin, XIII. Kongreß Wiesbaden, 1930.
– Über den Kopfschmerz bei gelöser Erkrankung der Körperdecke und seine Stellung in der Pathologie. Ztschr. f. d. ges. Neurol. u. Psychiatrie, Bd. 128, H. 1/4, Verl. Springer.
– Was soll der praktische Arzt von der Körperdecke wissen? »Der österr. Arzt«, Folge 9, 1936.
Heipertz, W.: Wirkung physiotherapeutischer Maßnahmen auf die Durchblutung von Haut und Muskulatur des Menschen. Dr. Alfred Hüthig-Verlag, Heidelberg, 1967.
– Über die Grundlagen der Bindegewebsmassage. Ztschr. Krankengymnastik 1969, Nr. 9. Verl. Pflaum, München.
Helmrich, H. E.: Die Bindegewebsmassage. Verl. Karl F. Haug, Ulm a. D., 2. Aufl. 1969.
Hille, J.: »Bindegewebsmassage als Technik und Methode«. Erfahrungsheilkunde 1, 3 (1951/52).
– Versuch einer »Massagebehandlung innerer Krankheiten«. Erfahrungsheilkunde 1, 7 (1951/52); 10 (1951/52).
Hochrein, M.: Die Bedeutung der Bindegewebsmassage und ihre Anwendung beim Asthma bronchiale. Med. Klinik, 44, 25 (1949): 801.
Hoff, H.: Klinik der vegetativen Störungen. Regensburger Jahrbuch für ärztliche Fortbildung, Bd. III, IX. Teillieferung 1954.
Hüttemann: Über Behandlungen mit Bindegewebsmassagen in der Frauenheilkunde. Zbl. Gynäk. 1950, 13. Krankengymnastik 2, 1950/Heft 8.
Huzella, Th.: Die zwischenzellige Organisation als Grundlage der Interzellulartheorie und Interzellularpathologie. Jena, 1941.
Ihlenfeld, G., und Leube, H.: Die Behandlung der Epicondylitis humeri mit Bindegewebsmassage. In »Therapie der Gegenwart«, Heft 1, Jahrg. 1948.
Kibler, M.: Die Behandlung innerer Erkrankungen von den Headschen Zonen aus. Dtsch. Med. Wochenschr. 1949/Nr. 12.
– Segmenttherapie-Sekundenphänomen und Störungsfeld. Neuralmedizin 1953/2, Hippokrates-Verlag.
– Segmenttherapie bei Gelenkerkrankungen und inneren Krankheiten. Hippokrates-Verlag Stuttgart, 1955, 2. Auflage.
Kohlrausch, W.: Der Verlauf reflektorischer Zonen in Haut, Unterhaut und Muskulatur. Arch. f. Physikalische Therapie, 5. Jahrg. 1953, H. 3, Verlag Thieme, Leipzig.
– Reflexzonenmassage in Muskulatur und Bindegewebe. Hippokrates-Verlag, Stuttgart, 1955, 1959.
– Grundlagen der Reflexzonenmassage. Die Therapiewoche, 6. Jahrg., 19./20. Heft, 1955/56.
Kohlrausch/Teirich-Leube: Hockergymnastik. 4. Aufl. Verl. Gustav Fischer, Stuttgart und Jena, 1963.
– – – Lehrbuch der Krankengymnastik bei inneren Erkrankungen. 5. Aufl. Verl. Gustav Fischer, Stuttgart und Jena, 1958.
Kretschmer, E.: Körperbau und Charakter. Verlag Springer, 1951.
Lange, M.: Die Muskelhärten. Verlag Lehmann, München, 1931.
Langen, D.: Untersuchung über die Wirkungsweise der Massage reflektorischer Zonen im Bindegewebe. Ztschr. für Psychotherapie und Medizinische Psychologie, H. 5, 1959.
Lanz-Wachsmuth: Praktische Anatomie. Verl. Springer, Berlin, 1938.
Leube, H.: Massage reflektorischer Zonen bei Muskelkrämpfen und Paraesthesien der Haut. Dtsch. Ztschr. f. Homöopathie. Verl. Karl F. Haug, Berlin, 1944, H. 3/4.
– Die vegetative Dystonie als Grundlage für die Entstehung und Behandlung variköser Unterschenkelgeschwüre. Doktordissertation Freiburg, 1946.
– Bindegewebsmassage und Wie erkennt man die Reflexzonen im Bindegewebe? Ztschr. Krankengymnastik H. 9 und 11, 1950, Verl. Pflaum, München.

– Indikationen und Technik der Bindegewebsmassage. Ztschr. Therapie der Gegenwart, H. 9, 1951.
– Die heiße Rolle. Ztschr. Krankengymnastik, H. 8/1951, Verlag Pflaum, München.
LINDEMANN, K., TEIRICH-LEUBE, H., HEIPERTZ, W.: Lehrbuch der Krankengymnastik in vier Bänden, Bd. I, 3. Aufl. und Bd. IV, 3. Aufl. Verl. Georg Thieme, 1967 und 71.
LINDENBERG, H., u. KALTENBACHER, E.: Ein Versuch zur Erweiterung der Diagrostik des Herzinfarktes durch Bindegewebsbefunde. Münchener Med. Wochenschr. 96. Jahrgang 1954, Nr. 43.
MACKENZIE, J.: Krankheitszeichen und ihre Auslegung. Verlag Curt Kabitzsch, Würzburg, 1917.
MARTIN, ED.: Die Segmentdiagnose. Der Landarzt. 28. Jahrg. H. 13/1952.
– Die Bedeutung der Segmentdiagnose für den Praktiker. In der Sammlung der Abhandlungen aus dem Gebiet der Frauenheilkunde und Geburtshilfe. Heft 16, Marhold, Halle/Saale, 1954.
MÜLLER, I. R.: Die Lebensnerven. Verlag Springer, Berlin, 1924.
MUTSCHLER, H.: Das Bandscheibenleiden und seine Behandlung mit BgM. In »Die Therapiewoche« 19./20. H. 1955/56, VI. Jahrg.
NIEDERMEYER, ERNST: Das Irritationssyndrom Reilly's und seine Bedeutung für pathophysiologische und klinische Probleme. Ärzt. Forschung, München-Gräfelfing. Jahrg. VII, H. 2. 1953.
v. PUTTKAMMER, J.: Organbeeinflussung durch Massage. Verl. Karl F. Haug, Saulgau, 1950.
SCHADE, H.: Physikalische Chemie in der inneren Medizin. Verlag Steinkopff, Dresden-Leipzig, 1923.
– Die Molekularpathologie der Entzündung. Verlag Steinkopff, Dresden-Leipzig, 1935.
SCHEIDT, W.: Du mit Leib und Seele. Druckhaus Tempelhof, Berlin, 1950.
– Die Bindegewebsmassage nach Leube-Dicke im Spiegel der Leitwerklehre. Anthropologie 1953/54, Hamburg.
– Die menschlichen Inbilder. Urban & Schwarzenberg, München-Berlin, 1954.
– Der Mensch. Urban & Schwarzenberg, München-Berlin-Wien, 1966.
SCHNEIDER, U., u. SEELENTAG, W.: Zur diagnostischen Bedeutung der Hautgefäßreaktion nach Bindegewebsstrich. Ztschr. Krankengymnastik, H. 9, 1950, Verlag Pflaum, München.
SCHNEIDER, U.: Zur Deutung von Krankheitszeichen in Haut und Muskulatur. Ztschr. für Krankengymnastik, H. 11/1955.
SCHULTZ, J. H.: Das autogene Training. Thieme, 1950.
SCHULTZE, K. W.: Bindegewebsmassage zur Geburtseinleitung. In »Die Medizinische«, Nr. 43, 1955.
– Bindegewebsmassage zur Geburtseinleitung. In »Hippokrates«, 28. Jg., H. 6, 1957.
– Bindegewebsmassage und Wehenbeginn. In Zentralblatt für Gynäkologie, 78. Jahrg., H. 38, 1957.
SCHWARZKOPF, W.: Wärmeabstrahlung der Haut nach Bindegewebsmassage. Archiv für Physikalische Therapie, 2. Jg. (1950), H. 5.
SIEMS, K. J.: Kurze Mitteilung über den Wirkungsmechanismus der BgM bei Hypogalaktie. Geburtshilfe u. Frauenheilkunde, Jahrg. 11, H. 3/1951.
SPERLING, O. K.: Reflexzonenmassage? Ja oder nein. Zentralbl. f. Chirurgie 79. Jg. 1954, H. 28.
STENGER, E., u. GUSE, U.: Bindegewebsmassage bei Sudeckschem Syndrom. Ztschr. Krankengymnastik, H. 8, 1950.
TEIRICH-LEUBE, H.: Therapie und Technik der Bindegewebsmassage. In »Die Vorträge der 4. Lindauer Psychotherapiewoche«. Verlag Thieme, Stuttgart.
– Diagnostische und therapeutische Möglichkeiten der Bindegewebsmassage. Ztschr. Der Landarzt, Hippokrates-Verlag, Stuttgart, H. 25, 1954.
– Indikation und Technik der BgM. Die Therapiewoche, 6. Jahrg. 1955/56, H. 19/20.
– Die Prägung der Bindegewebszonen im Rückenbild. Neuralmedizin, 4. Jahrg. 1956/2, S. 69–77.

– Bindegewebsmassage in neuer Schau. Ztschr. Der Deutsche Badebetrieb, Verlag Otto Haase, Lübeck, 50. Jahrg. H. 4, 1959.
– Bindegewebsmassage bei Blasenstörungen. Archiv für Physikalische Therapie, 14. Jahrgang (1962), H. 5.
– Grundsätzliches zu dem Begriff »Bindegewebsmassage«. Ztschr. Krankengymnastik, 1968, Heft 10, Verl. Pflaum, München.
– Bindegewebsmassage bei Schmerzsyndromen. Ztschr. Hippokrates, 1968, Heft 15, Hippokrates Verlag Stuttgart.
– Bindegewebsmassage bei Schlafstörungen. Ztschr. Hippokrates, 1969, Heft 13, Hippokrates Verlag Stuttgart.
THOMSEN, W.: Lehrbuch der Massage und manuellen Gymnastik. 3. Auflage, Verl. Thieme, Stuttgart, 1970.
UIBE/ZEIBIG/CORDES: Lehrbuch der Physiotherapie, Band I, VEB Verlag Volk und Gesundheit, Berlin, 1970.
VERAGUTH, O., u. BRAENDLI-WYSS, C.: Der Rücken des Menschen. Huber, Bern, 1940.
VOGLER, P.: Periostbehandlung. Schriftenreihe zum Archiv für Physik. Therapie, H. 2, VEB Thieme, Leipzig, 1955.
– Physio-Therapie. Thieme, Stuttgart, 1964.
VÖLKER, R., u. ROSTOSKY, E.: Über den therapeutischen Wert der BgM bei Gefäßstörungen der Gliedmaßen. Ztschr. Rheumaforschung 8/1949, 192.
WOLFF, A.: Bindegewebsmassage – Beeinflussung der Headschen Zonen im Rahmen der Krankengymnastik am Kinde. Verlag Dietrich Wolff-Hohberg, Marburg (1950).
WÜNSCHE, G.: Über segmentale Schwellung der Haut und des Unterhautgewebes bei inneren Erkrankungen. Dtsch. med. Wochenschrift, 1959, 578.
– Über ein Allgemeinsymptom bei Infektionen. Dtsch. med. Wochenschrift, 1950, 285.
– Über segmentale Veränderungen des Haut- und Unterhautgewebes und die sogen. Bindegewebsmassage. Krankengymnastik, H. 9, 1950, Verlag Pflaum, München.
– Über segmentale Veränderungen des Haut- und Unterhautgewebes bei Herdinfektion. Med. Klinik 44. Jg. Nr. 25, S. 800.

Verzeichnis der Abbildungen

Sachregister

G

H

I

J

K

L

M

N

P

Q

R

S

Ich bestelle aus dem Gustav Fischer Verlag, Postfach 72 01 43, D-7000 Stuttgart 70, über meine Buchhandlung:

....

11135 .... Hamann/Sachse, **Massage,** 5. A., DM 58,–

00524 .... Kendall/Kendall McCreary, **Muskeln,** 2. A., DM 88,–/* DM 79,–

00584 .... Krauß, **Hydrotherapie,** 5. A., DM 36,–

00546 .... Winkel, **Rückenbeschwerden,** DM 12,–

00578 .... Egger/Zinn, **Phisiotherapie im Wasser,** DM 38,–

00575 .... Dreher-Edelmann, **Wirbelsäulengymnastik,** DM 39,80

00603 .... Muschinsky, **Massagelehre,** 2. A., DM 48,–

00435 .... Sullivan et al., **PNF,** DM 58,–

00447 .... Schuh, **Bindegewebsmassage,** DM 48,–/* DM 43,–

00422 .... Teirich-Leube, **Bewegungsfibel,** 4. A., DM 14,80

00617 .... Daniels/Worthingham, **Muskelfunktionsprüfung,** 6. A., etwa DM 44,–

* Mengenpreis ab 20 Expl.

Preisänderungen vorbehalten.

Datum/Unterschrift: ....

Zur Information über Neuerscheinungen und Neuauflagen des GUSTAV FISCHER VERLAGS auf Ihrem Fachgebiet schicken wir Ihnen auf Wunsch laufend kostenlos Informationen zu. Interessengebiete bitte ankreuzen und Karte ausgefüllt zurückschicken.

Medizin

- ☐ Anatomie, Embryologie
- ☐ Pathologie
- ☐ Physiologie
- ☐ Med. Mikrobiologie, Hygiene
- ☐ Pharmakologie, Toxikologie
- ☐ Pharmazie
- ☐ Labormedizin
- ☐ Innere Medizin, Allgemeinmedizin
- ☐ Anästhesie, Intensivmedizin
- ☐ Chirurgie, Orhopädie, Urologie, Röntgenologie, Sonographie, NMR, diagnostische Nuklearmedizin
- ☐ Gynäkologie, Geburtshilfe, Perinatologie
- ☐ Pädiatrie, Perinatologie
- ☐ Ophthalmologie
- ☐ Oto-Rhino-Laryngologie
- ☐ Dermatologie, Venerologie
- ☐ Zahnheilkunde
- ☐ Neurologie
- ☐ Psychiatrie, Psychotherapie
- ☐ Psychologie
- ☐ Musiktherapie
- ☐ Medizinalfachberufe, Physikal. Medizin, Krankenpflege, Krankengymnastik, Massagen, MTA
- ☐ Rechtsmedizin, Arbeits- und Sozialmedizin, Begutachtung
- ☐ Gesch. der Medizin und Naturwissenschaften

Biologie

- ☐ Veterinärmedizin
- ☐ Umwelthygiene
- ☐ Botanik (incl. Ökologie, Allg. Biologie, Biogeographie)
- ☐ Zoologie (incl. Ökologie, Allg. Biologie, Mikrobiologie, Biogeographie)
- ☐ Anthropologie, Ethnologie, Evolution, Paläontologie

☐ **Statistik, Biometrie, Datenverarbeitung**

☐ **Wirtschafts- und Sozialwissenschaften**

Absender:

....

....

....

Ich bitte um kostenlose Zusendung von

☐ Teilverzeichnis Medizin/Biologie

☐ Teilverzeichnis Wirtschaftswissenschaften/ Datenverarbeitung/Statistik

Teirich, Bindegewebsmassage
IX. 90. 5,8. nn. Printed in Germany

Bitte ausreichend frankieren

Werbeantwort/Postkarte

Gustav Fischer Verlag

Postfach 72 01 43

D-7000 Stuttgart 70

Absender:

....

....

....

Ich bitte um kostenlose Zusendung von

☐ Teilverzeichnis Medizin/Biologie

☐ Teilverzeichnis Wirtschaftswissenschaften/ Datenverarbeitung/Statistik

Teirich, Bindegewebsmassage
IX. 90. 5,8. nn. Printed in Germany

Bitte ausreichend frankieren

Werbeantwort/Postkarte

Gustav Fischer Verlag

Postfach 72 01 43

D-7000 Stuttgart 70